Dr Maurice RAYNAUD
Médecin Stagiaire au Val-de-Grâce.

La Chlorurie dans les néphrites

Sa valeur séméiologique et pronostique.
Ses relations avec l'œdème brightique.

LYON. — IMP. A. REY

LA CHLORURIE

DANS LES NÉPHRITES

SA VALEUR SÉMÉIOLOGIQUE ET PRONOSTIQUE

SES RELATIONS AVEC L'OEDÈME BRIGHTIQUE

LA CHLORURIE
DANS LES NÉPHRITES

SA VALEUR SÉMÉIOLOGIQUE ET PRONOSTIQUE

SES RELATIONS AVEC L'ŒDÈME BRIGHTIQUE

PAR

Le Dr Maurice RAYNAUD

Médecin Stagiaire au Val-de-Grâce.

LYON

A. REY & Cie, IMPRIMEURS-ÉDITEURS DE L'UNIVERSITÉ

4, RUE GENTIL, 4

—

1904

A MON PÈRE ET A MA MÈRE

Je dédie ce modeste travail en témoignage de ma reconnaissance et de mon affectueux attachement.

A MON FRÈRE MARCEL

A MES PARENTS

A MES MAITRES

A mon Président de Thèse

MONSIEUR LE PROFESSEUR J. TEISSIER

Professeur de Pathologie interne,
Médecin honoraire de l'Hôtel-Dieu,
Correspondant national de l'Académie de Médecine,
Chevalier de la Légion d'honneur.

A MONSIEUR LE PROFESSEUR BONDET

Professeur de Clinique médicale,
Membre correspondant de l'Académie de Médecine,
Chevalier de la Légion d'honneur.

A M. LE PROFESSEUR AGRÉGÉ PAUL COURMONT

Médecin des Hôpitaux.

Ce travail marque le terme d'efforts poursuivis sous la direction de maîtres obligeants à qui nous voudrions exprimer ici toute notre gratitude.

M. le professeur Teissier nous a donné l'idée première de cette thèse et, durant son élaboration, soutenu de son encouragement et de ses conseils. Il fut pour nous le Maître bienveillant auprès de qui nous avons trouvé un accueil que notre application ne suffisait certainement pas à mériter. Nous garderons le souvenir de ses causeries familières et de sa bonté, comme de ses leçons magistrales aux aperçus toujours originaux et élevés... Il nous fait aujourd'hui le grand honneur de présider cette soutenance. Nous voudrions l'en remercier mieux qu'en plaçant ce modeste travail sous l'autorité de son nom.

A M. le professeur Bondet qui nous a ouvert les portes du laboratoire de sa clinique, nous adressons l'expression respectueuse de notre profonde reconnaissance.

Nous ne saurions oublier l'accueil qui nous a été fait dans ce laboratoire même :

Par M. le professeur agrégé P. Courmont, médecin des hôpitaux, qui a dirigé avec beaucoup de patience nos recherches expérimentales et dont l'attention pour nous ne s'est jamais démentie. Nous tenons à l'assurer de notre respectueux dévouement ;

Par M. le Dr Cade, qui a bien voulu s'intéresser à notre travail et nous communiquer les résultats de ses examens histologiques; nous lui adressons nos sincères remerciements.

Par M. le Dr J. Nicolas dont la collaboration continuellement prévenante nous a été si précieuse et qui, dans de nombreuses circonstances, ne nous ménagea ni son temps ni sa peine.

La plus grande partie de nos observations a été prise avec le concours de notre ami le Dr Jouffray. Nous le remercions vivement et le prions de croire à toute notre sympathie.

Nous sommes redevables à MM. les Drs André, Bancel et Revol, de l'amabilité avec laquelle ils ont mis à notre disposition les observations cliniques du service.

Nous exprimons nos remerciements à M. le Dr H. Claude, médecin des hôpitaux de Paris, pour les publications qu'il a bien voulu nous adresser.

En terminant, qu'il nous soit permis d'assurer de notre très vive amitié les Drs Carpanetti, Loygue, Liberge et Madranges dont l'intimité nous fut si précieuse pendant ces trois années d'école. Leur souvenir que ni le temps, ni l'éloignement n'entameront, nous sera toujours cher.

M. R.

LA CHLORURIE

DANS LES NÉPHRITES

SA VALEUR SÉMÉIOLOGIQUE ET PRONOSTIQUE
SES RELATIONS AVEC L'OEDÈME BRIGHTIQUE

INTRODUCTION

« Les limites auxquelles l'observation clinique nous permet d'atteindre sont beaucoup trop restreintes pour que nous n'ayons pas le devoir de constamment recourir à l'expérimentation[1] ». Rien n'est plus vrai dans l'étude des néphrites. La clinique à elle seule est souvent impuissante à soupçonner des troubles encore peu accentués, à dépister une altération rénale latente, à formuler enfin un diagnostic suffisamment assuré.

Aussi, a-t-on demandé à l'expérimentation de mettre en évidence la lésion qui passait inaperçue ; et bien qu'on ne puisse accorder une créance absolue aux résultats qu'elle nous a fournis, il faut reconnaître que les efforts tentés dans cette voie ne sont pas restés vains. Nous possédons à cette heure une série de procédés qui, pris isolément et surtout concomitamment, sont susceptibles de nous renseigner d'une façon suffi-

[1] Guyon, *Ann. génito-urin.*, 1903, p. 1682.

samment précise dans les cas où les ressources cliniques à elles seules nous laissent dans le doute.

Mais, si ces méthodes sont capables de déceler la lésion rénale, elles restent impuissantes encore à en fixer l'étendue, à en établir le degré de gravité et, pourtant, « l'intérêt serait très grand d'avoir un procédé qui nous permît de préjuger du bon ou du mauvais fonctionnement du rein et qui, à défaut d'un diagnostic précis de la lésion, nous autorisât à formuler un pronostic ».

Cette lacune, que déplorait M. Vaquez en 1900, semble devoir être comblée en partie depuis que MM. Claude et Mauté ont proposé le 2 mai 1902 à la Société médicale des hôpitaux de Paris, sous le nom d' « épreuve de la chlorurie alimentaire expérimentale » une méthode permettant d'établir « parmi les néphrites chroniques une échelle de gravité », de fixer en un mot le pronostic de la lésion rénale.

Nous ne sommes pas si riches en moyens capables de nous renseigner sur l'évolution ultérieure de l'affection, sur l'avenir prochain du malade, pour ne pas accorder toute notre attention à ceux que l'expérimentation nous offre ; mais encore faut-il s'assurer que les données qu'elle nous fournit correspondent bien à la réalité des faits.

C'est ce que nous avons essayé de rechercher. Nous avons divisé notre travail en deux parties. La première est consacrée à l'étude de la valeur séméiologique et pronostique de la chlorurie dans les néphrites. La seconde s'adresse plus particulièrement aux relations qui unissent le taux de la chlorurie à l'œdème brightique.

PREMIÈRE PARTIE

LE PRONOSTIC DES NÉPHRITES PAR L'ÉTUDE DE LA CHLORURIE

CHAPITRE PREMIER

LA CHLORURIE ALIMENTAIRE EXPÉRIMENTALE DE MM. CLAUDE ET MAUTÉ

I. Exposé de la méthode

L'épreuve de la chlorurie alimentaire expérimentale, « consiste essentiellement à étudier les modifications apportées à l'excrétion chlorurée, considérée dans ses rapports avec celle des substances achlorées de l'urine, par l'ingestion d'une dose connue de chlorure de sodium en excès, expérimentalement administrée [1] », modifications bien mises en évidence par les variations que subissent, sous cette influence, les courbes cryoscopiques.

« Les sujets soumis à l'épreuve pris en dehors de toute période fébrile et d'urémie confirmée, doivent être mis au régme lacté absolu (3 litres de lait par jour) ou au moins à un régime uniforme et autant que

[1] Mauté, th. Paris, 1903.

possible peu riche en chlorure de sodium. » Puis pendant quatre jours au moins, on ajoute à ce régime 10 grammes de sel, en solution ou en cachets, absorbés en trois ou quatre fois dans la journée. Avant, pendant et après l'épreuve, les urines sont examinées au point de vue chimique et cryoscopique. Les courbes cryoscopiques sont dressées, et leur lecture permet de classer le malade dans l'une des quatre variétés établies par MM. Claude et Mauté. Ces quatre variétés sont les suivantes :

Première variété. — Tout se passe exactement comme chez l'individu normal. Sous l'influence de l'épreuve, il se produit dans l'urine une décharge de chlorures, qui commence avecle début et cesse avec la fin de l'ingestion. La quantité de Nacl absorbé est éliminée presque intégralement. La diurèse aqueuse et la diurèse moléculaire totale augmentent. Seule, l'excrétion des substancees achlorées n'est guère modifiée : Il en résulte que le rapport s'élève brusquement, figurant un schéma d'insuffisance rénale passagère, artificielle en quelque sorte.

Chez ces malades, les lésions sont peu graves, facilement supportées, et permettent une alimentation commune.

Deuxième variété. — Elle se caractérise par une élimination chlorurée comparable à celle de la variété précédente et proportionnelle à la quantité ingérée. « Ici, l'absorption de chlorure a encore pour conséquence, une élévation notable de la courbe $\frac{\Delta V}{P}$, mais cette absorption, par suite d'un état particulier du rein, a agi en même temps sur l'échange moléculaire et a eu pour conséquence d'élever d'une façon proportionnelle la courbe des éléments achlorés, représentée par $\frac{\delta V}{P}$ ». Les courbes $\frac{\Delta V}{P}$ et $\frac{\delta V}{P}$ restant parallèles, il en résulte que le schéma d'insuffisance rénale n'apparaît pas et $\frac{\Delta}{\delta}$ reste dans des limites normales.

Les malades de cette seconde catégorie sont plus sérieusement touchés ; ils devront être soumis à une hygiène sévère et alterner l'alimentation ordinaire avec des périodes de régime lacté exclusif.

Troisième variété.— Ici, l'élimination du chlorure de sodium est troublée ; elle n'apparaît en excès que le lendemain ou le surlendemain de la première prise, et se continue après la cessation de l'épreuve. « La quantité de chlorure, éliminée ainsi lentement, finit par être égale à celle qui a été ingérée, mais, l'élimination est répartie sur un laps de temps beaucoup plus long. » La diurèse aqueuse et la diurèse moléculaire totale augmentent ; la diurèse moléculaire élaborée s'élève aussi, et cette élévation persiste après la fin de l'épreuve.

On n'observe, par suite, qu'une légère augmentation du rapport $\frac{\Delta}{\delta}$ ne correspondant pas au moment de l'ingestion se produisant et disparaissant d'une façon lente et progressive.

Cette variété se rapporte à des cas graves, à des malades menacés au moindre écart de régime de succomber à l'urémie et qui devront subir le régime lacté absolu dans toute sa rigueur.

Quatrième variété.—Elle correspond à des néphrites terminées à bref délai par la mort, malgré le régime le plus sévère. « Elle se caractérise surtout par l'impossibilité d'obtenir un type d'insuffisance rénale artificielle pendant l'administration du chlorure de sodium en excès et même souvent par la diminution ou la cessation du type d'insuffisance lorsqu'il existait déjà ». En effet, l'ingestion de chlorure de sodium n'est pas suivie d'une augmentation des chlorures de l'urine ; de plus, l'élimination des substances achlorées est légèrement augmentée comme si « sous l'influence du chlorure de sodium pris en excès l'échange moléculaire avait été plus parfait ».

Telles sont les quatre variétés dans lesquelles MM. Claude et Mauté rangent la plupart des néphrites « aussi bien celles que l'on qualifie habituellement de parenchymateuses que celles à type scléreux ». Ils ont soin d'ajouter qu'elles sont toutes schématiques et qu'il est des cas intermédiaires dont l'interprétation dépend, jusqu'à un certain point, du médecin qui les étudie.

II. — Conditions de nos expériences

Nous avons appliqué à un certain nombre de nos malades l'épreuve de MM. Claude et Mauté, en nous plaçant autant que possible dans des conditions semblables. Nos sujets qui étaient apyrétiques, pour éviter toute cause d'erreur pouvant vicier l'élimination des chlorures, ont été soumis pendant toute la période d'observation à un régime fixe et bien déterminé, qui nous permettait d'établir, avec le plus d'exactitude possible, la quantité de sel entraîné par l'alimentation. Pendant ce temps, l'examen cryoscopique des urines et le dosage du chlorure de sodium nous renseignaient sur le mode d'élimination chlorée et achlorée.

Une moyenne stable étant bien établie, nous avons tenté l'épreuve de la chlorurie alimentaire pendant deux à trois jours, durée trop courte à notre gré, beaucoup trop longue cependant pour ceux qui la subissaient, car c'est sur leurs instances que nous avons chaque fois dû cesser la chloruration. D'une façon continue, pendant et après l'épreuve, les urines ont été examinées au point de vue chimique et cryoscopique.

Le dosage des chlorures a été fait par la méthode de Causse au moyen du nitrate d'argent et du chromate jaune de potasse ; nous n'insisterons pas sur sa technique déjà souvent décrite.

Nous ne nous attarderons pas non plus à rééditer la théorie de Koranyi, à rappeler la technique cryoscopique, la façon d'obtenir les diverses notations employées, toutes choses suffisamment connues depuis les travaux de MM. Claude et Balthazard.

Disons seulement que nous nous sommes servi de l'appareil très pratique de M. le Dr Chanoz ; rappelons que $\frac{\Delta V}{P}$ correspond à la diurèse moléculaire totale et traduit l'activité de la filtration glomérulaire ; que $\frac{\delta V}{P}$

mesure la diurèse des molécules élaborées, échangése dans les tubuli, contre un nombre égal de molécules chlorées et que $\frac{\Delta}{\delta}$ donne la valeur des échanges tubulaires.

A l'état normal $\frac{\Delta V}{P}$ oscille entre 3000 et 4000 ; $\frac{\delta V}{P}$ entre 2000 et 2500 ; quant au rapport $\frac{\Delta}{\delta}$, il ne doit pas dépasser la valeur correspondante inscrite sur les tableaux de MM. Claude et Balthazard, en regard de $\frac{\Delta V}{P}$

Si $\frac{\Delta V}{P}$ =	500,	$\frac{\Delta}{\delta}$ ne dépasse pas	1,05
—	1000	—	1,10
—	1500	—	1,20
—	2000	—	1,30
—	2500	—	1,40
—	3000	—	1,50

Lorsque le rein est altéré, qu'il devient insuffisant, cette insuffisance se traduira :

1° Par une diminution de $\frac{\Delta V}{P}$, par suite de l'imperméabilité glomérulaire ;

2° Par une diminution de $\frac{\delta V}{P}$, indiquant l'insuffisance de l'élaboration tubulaire ;

3° Par une augmentation du rapport $\frac{\Delta}{\delta}$, montrant qu'au niveau des tubuli, l'échange se fait mal, que la dépuration urinaire est en défaut.

« L'insuffisance est relative quand, avec des valeurs de $\frac{\Delta V}{P}$ et $\frac{\delta \Delta}{P}$ élevées, $\frac{\Delta}{\delta}$ est supérieurs à la valeur correspondante, d'après le tableau de $\frac{\Delta V}{P}$ ».

« L'insuffisance rénale est vraie, lorsque $\frac{\Delta V}{P}$ et $\frac{\delta V}{P}$ ont des valeurs basses ou assez basses, $\frac{\Delta}{\delta}$ étant trop élevé ».

« L'insuffisance rénale est absolue, lorsque $\frac{\Delta V}{P}$ et $\frac{\delta V}{P}$ ont des valeurs très basses, $\frac{\Delta}{\delta}$ étant toujours trop élevé ».

Bien que toutes ces formules ne reposent que sur une hypothèse, il n'en est pas moins vrai qu'elles « permettent de juger de l'insuffisance rénale ou circulatoire et qu'elles n'ont, jusqu'à présent, été démenties, ni par l'observation clinique des malades, ni par l'examen nécropsique et histologique des organes dans les cas où il a été possible. »

III. Observations personnelles.

Voici maintenant les résultats que nous avons obtenus. Nous présentons nos malades par groupes, suivant les données que nous a fournies l'épreuve de la chlorurie alimentaire de Claude et Mauté.

Première variété de Claude et Mauté. — Nous l'avons observée chez cinq de nos sujets.

Observation I. — C'est une jeune femme de vingt-trois ans, S... (obs. 1), qui a présenté au cours d'une grossesse, de l'albuminurie, réapparaissant depuis à intervalles irréguliers.

LÉGENDE EXPLICATIVE

$$—— = \frac{\Delta V}{P} \qquad \cdots\cdots = \frac{\delta V}{P} \qquad ═══ = \frac{\Delta}{\delta}$$

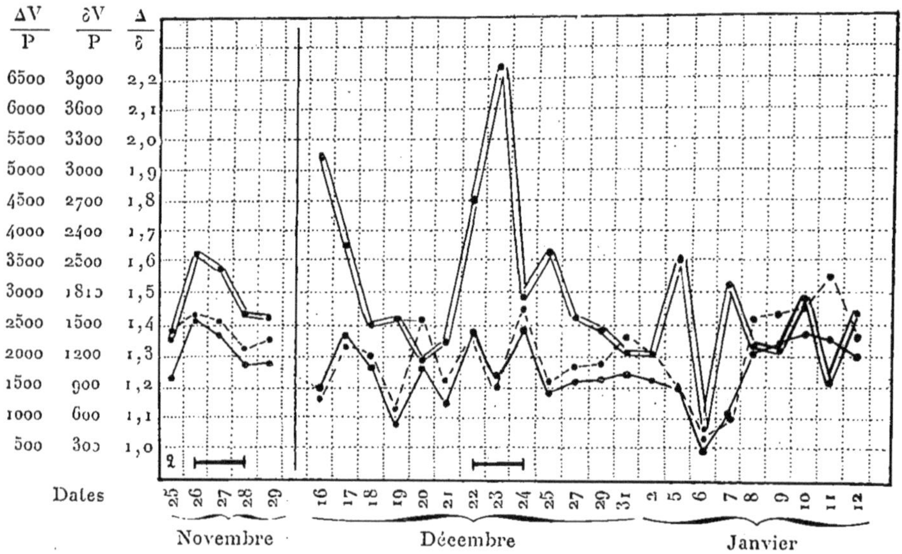

Au mois de novembre, le Dr Miorcec trouve chez cette malade, un retard très marqué dans l'élimination du bleu de méthylène, de l'insuffisance rénale attestée par la cryoscopie. de l'hypotoxicité urinaire, ce qui aurait pu faire porter un pronostic plutôt sévère puisque l'épreuve de la chlorurie alimentaire *ne donne pas le schéma accentué d'insuffisance rénale artificielle*. Cependant la glycosurie phloridzique normale montre que tout n'est pas perdu dans ce rein, et que la fonction endosécrétoire conservée pare aux accidents résultant de la rétention des produits toxiques.

Au mois de décembre nous trouvons des résultats différents : l'élimination du bleu est toujours retardée, la cryoscopie dénote toujours une insuffisance rénale peu marquée mais continue, la glycosurie phloridzique est encore normale, mais, fait intéressant à noter, *la chlorurie alimentaire fournit un schéma d'insuffisance rénale très accentué*, caractéristique de la première variété de MM. Claude et Mauté.

La malade reste à l'hôpital pour des manifestations pathologiques d'un autre ordre (adénites tuberculeuses); nous avons donc pu la suivre assez longtemps au point de vue clinique : elle n'a jamais présenté de phénomènes morbides qui puissent être rattachés à un fonctionnement défectueux de son émonctoire rénal, et l'alimentation ordinaire a pu être reprise sans jamais faire apparaître de troubles d'aucune sorte.

Observation II. — Même tracé chez M... (obs. II) qui, sans étiologie bien nette présente une lésion rénale que traduisent une élimination imparfaite du bleu de méthylène, de l'hypotoxicité urinaire, une insuffisance cryoscopique très marquée avec une glycosurie phloridzique cependant normale. Ici encore la chlorurie alimentaire donne un type de la première variété. Pourtant l'état clinique de la malade ne paraît pas s'accorder avec le pronostic si bénin fixé par l'expérimentation ; l'atteinte portée à l'organisme est déjà plus sérieuse ; l'état général plus fortement touché.

Observation III. — Même tracé encore chez G... (obs. III) vieux tuberculeux, à lésions torpides, surtout fibreuses et qui présente des urines fortement albumineuses. Toutes les méthodes d'exploration montrent que cette albuminurie ne traduit pas une altération grave de son rein ; la glaucurie, la glycosurie phloridzique sont normales ; la cryoscopie ne montre qu'une

LÉGENDE EXPLICATIVE

—— $= \frac{\Delta V}{P}$ ······ $= \frac{\delta V}{P}$ ═══ $= \frac{\Delta}{\delta}$ - - - - Poids

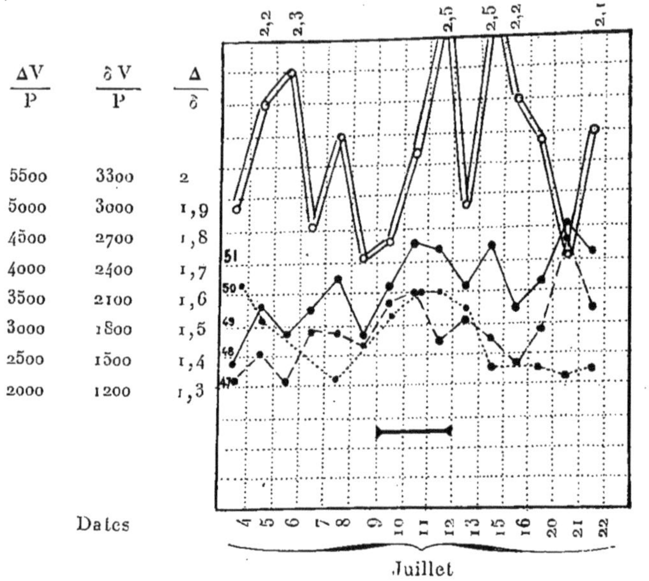

LÉGENDE EXPLICATIVE

—— $= \frac{\Delta V}{P}$ ······ $= \frac{\delta V}{P}$ ═══ $= \frac{\Delta}{\delta}$

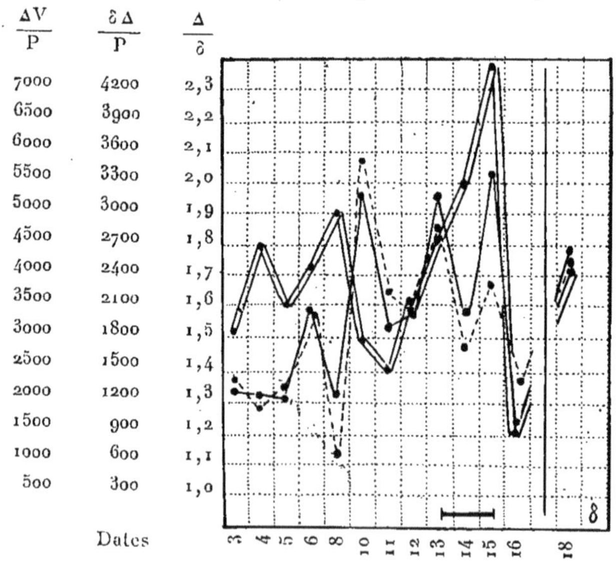

insuffisance rénale très légère qui disparaît par moments et, d'une façon générale, la dépuration urinaire est presque suffisante. Ainsi s'explique chez lui, cette tolérance alimentaire et médicamenteuse, qui permet de recourir, sans provoquer d'accidents, à la suralimentation que réclame son état.

Observation IV. — Même forme d'élimination chez C... (obs. IV). C'est une femme de cinquante ans, dont le rein, por-

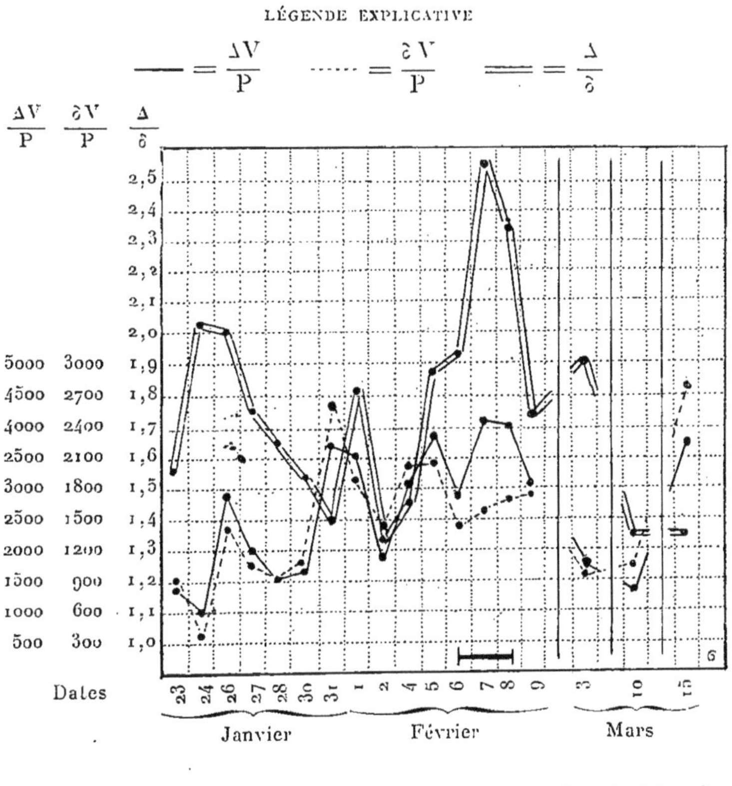

teur d'une lésion chronique, suffit encore à sa tâche ; le bleu de méthylène s'élimine mal, mais la glycosurie phloridzique est normale ; la cryoscopie ne révèle qu'une insuffisance fonctionnelle inconstante, des périodes de rétention alternant avec des périodes d'élimination normale qui permettent, par crises, l'élimination des substances toxiques retenues dans l'organisme. Chez cette malade, l'état est encore assez satisfaisant et compatible avec une survie relative.

Jusqu'ici, la chlorurie alimentaire nous a permis de porter un pronostic en accord plus ou moins avec celui qui est fourni par l'examen clinique. Il n'en est plus de même dans l'observation suivante, où, malgré une chlorurie normale, revêtant le type de la première variété de MM. Claude et Mauté, l'état général du malade est sérieusement atteint.

Il s'agit de C... (obs. V), un homme de quarante-six ans, boyaudier. Depuis huit à neuf mois, il se plaint de polyurie (4 à 5 litres), polydypsie (4 à 6 litres), douleurs lombaires, tous phénomènes qui simulent un diabète insipide. Ces phénomènes s'apaisent pendant son séjour à l'hôpital, il boit moins, urine moins aussi. Ses urines sont légèrement albumineuses et ne contiennent pas de sucre. Son facies est pâle, très anémique avec un peu de bouffissure des paupières. Nous avons pu suivre ce malade d'une façon à peu près continue, depuis son premier séjour à l'hôpital (décembre 1902) jusqu'à sa mort (5 août 1903) et appliquer chez lui comparativement les divers moyens d'exploration de la fonction rénale.

Nous l'avons fait à deux reprises différentes :

1° Pendant la période du régime ordinaire ;

2° Pendant la période du régime lacté, et ces épreuves nous ont constamment montré une imperméabilité très accusée du rein.

Le bleu ne passe pas ou d'une facon très insuffisante.

L'injection de phloridzine ne provoque à aucun moment de glycosurie.

Le salicylate de soude n'est éliminé qu'à la dose de 1/4, 1/5 de la quantité injectée.

La cryoscopie montre un *schéma remarquable d'insuffisance rénale.* La courbe de $\frac{\Delta}{\delta}$ reste continuellement au-dessus de la courbe $\frac{\Delta V}{P}$, atteignant des valeurs extraordinairement élevées (3.3, 3.4, 3.8) *sans que le malade ingère à ce moment de sel en excès.*

Les courbes cryoscopiques présentent une autre particularité sur laquelle Von-Noorden a déjà attiré l'attention : «Alors qu'un sujet sain suivant plusieurs jours le même régime, excrète quotidiennement à peu près la même quantité d'urines et la même proportion de matériaux solides, le brightique au contraire présente dans ses urines de grandes oscillations ». Chez C..., ces oscillations sont caractéristiques et elles portent moins sur le volume des urines, la quantité d'eau excrétée que sur les substances solides et, en particulier, les molécules élaborées.

A deux reprises différentes nous pratiquons l'épreuve de Claude et Mauté qui nous donne des résultats identiques. Sous l'influence de la chloruration, la diurèse aqueuse augmente, le *taux des chlorures monte brusquement :* la courbe $\frac{\Delta V}{P}$ s'élève aussi ; la courbe $\frac{\delta V}{P}$ reste stationnaire ou diminue même un peu, il en résulte *un schéma* $\frac{\Delta}{\delta}$ *d'insuffisance rénale fonctionnelle très accentué* (jusqu'à 5.27 à la première épreuve ; à 2.47 à la deuxième épreuve). Nous obtenons en somme, tous les caractères qui constituent la *première variété* de Claude et Mauté, dans laquelle rentrent les malades à lésions très bien supportées et probablement à lésions parcellaires des reins.

Malgré le bon pronostic fixé par l'épreuve, l'état du malade s'aggrave de plus en plus, la cachexie se prononce ; le malade très amaigri, absolument desséché, sans avoir présenté d'œdème même pendant les épreuves de chloruration, succombe le 5 août

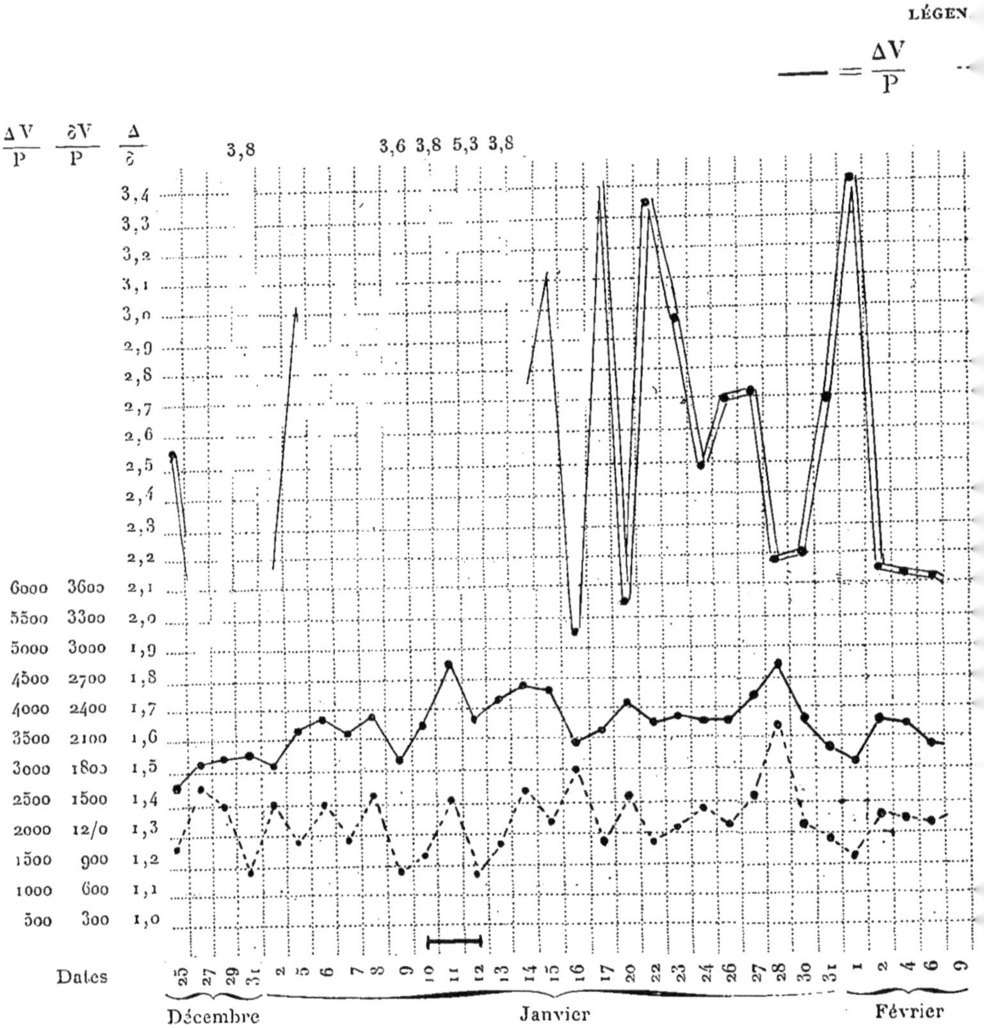

LÉGEN
—— = $\frac{\Delta V}{P}$
$\frac{\Delta V}{P}$ $\frac{\delta V}{P}$ $\frac{\Delta}{\delta}$
3,8
3,6 3,8 5,3 3,8
3,4
3,3
3,2
3,1
3,0
2,9
2,8
2,7
2,6
2,5
2,4
2,3
2,2
6000 3600 2,1
5500 3300 2,0
5000 3000 1,9
4500 2700 1,8
4000 2400 1,7
3500 2100 1,6
3000 1800 1,5
2500 1500 1,4
2000 1200 1,3
1500 900 1,2
1000 600 1,1
500 300 1,0
Dates
25 27 29 31 2 5 6 7 8 9 10 11 12 13 14 15 16 17 20 22 23 24 26 27 28 30 31 1 2 4 6 9
Décembre
Janvier
Février

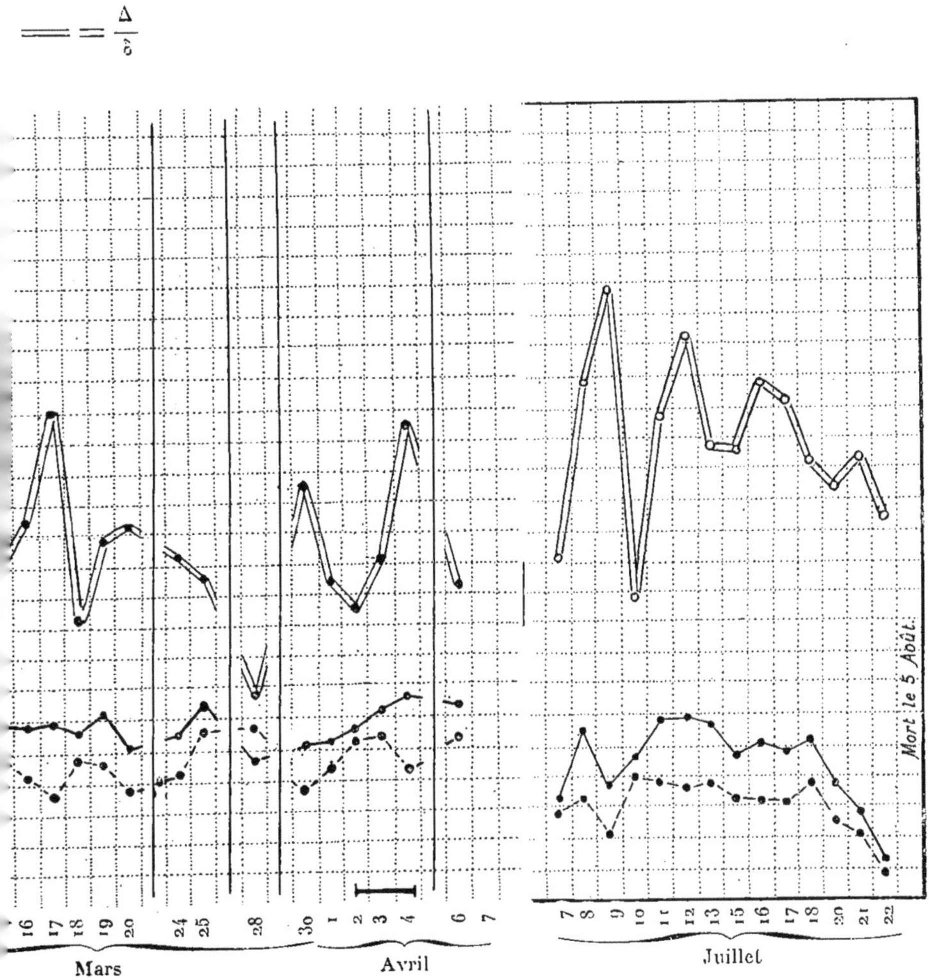

Δ
σ
16 17 18 19 20 24 25 28 30 1 2 3 4 6 7
Mars
Avril
7 8 9 10 11 12 13 15 16 17 18 20 21 22
Juillet
Mort le 5 Août.

au milieu des phénomènes urémiques les mieux caractérisés (céphalée, insomnie, agitation, vomissements, diarrhée).

Deuxième variété de Claude et Mauté.

Observation VI. — Nous plaçons tout d'abord ici B... (obs. VI) qui représente un type intermédiaire entre la 1re et la

LÉGENDE EXPLICATIVE

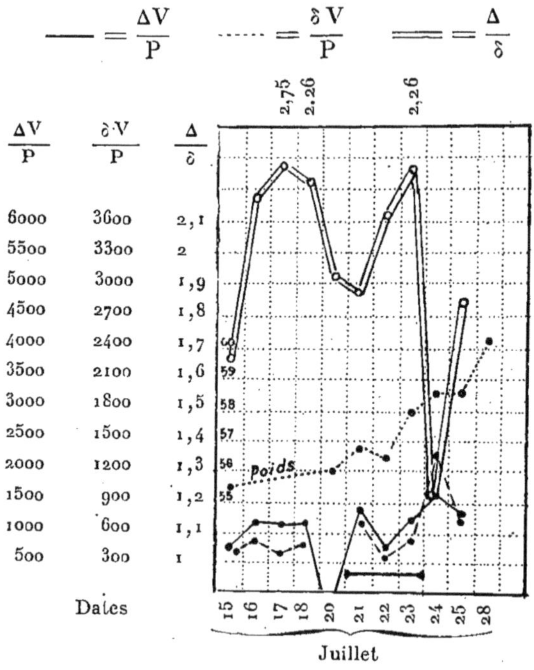

2e variété. Il appartient à la première, puisque l'on obtient un type d'insuffisance fonctionnelle; il se rattache à la seconde parce que $\frac{\delta V}{P}$ reste parallèle à $\frac{\Delta V}{P}$. Et, au point de vue clinique en effet, c'est un type de passage. Il peut vivre de la vie commune, supporter une alimentation ordinaire, bien que plus sérieusement touché que les malades que nous avons vus précédemment figurer dans le type I.

Observation VII. — La malade suivante, offre un tracé caractéristique de la 2e variété. C'est une femme de cinquante ans (L... obs. VII), qui revient à plusieurs reprises à l'hôpital, présentant, dès qu'elle retourne chez elle et se remet à l'alimentation ordinaire, de petits accidents d'insuffisance rénale, crampes, céphalées, troubles nerveux sans doute imputables à l'intoxication urémique, mais qui, sous l'influence du régime lacté, voit ces troubles s'amender considérablement.

Malgré une élimination parfaite des chlorures, nous n'obtenons pas chez elle de schéma d'insuffisance rénale, par suite d'une augmentation notable de la diurèse moléculaire élaborée. Donc, sous une apparence clinique relativement bonne, c'est une malade plus sérieusement touchée, ce qui cadre bien avec un examen plus approfondi, qui révèle, en effet, un signe physique auquel on attribue depuis ces dernières années une importance pronostique considérable : la rétinite albuminurique avec un léger œdème péripapillaire.

Troisième variété de Claude et Mauté. — Nous n'avons observé qu'un seul cas de ce genre.

Observation VIII. — Il se rapporte à C... (obs. VIII), femme de cinquante et un ans, atteinte de néphrite chronique avec hémiplégie gauche récente. Chez elle, l'examen de la valeur fonctionnelle de l'émonctoire rénal indique une élimination très défectueuse du bleu de méthylène, de l'anaglycosurie complète, un schéma cryoscopique continu d'insuffisance rénale, en définitive une altération très marquée du rein, une dépuration urinaire très incomplète. L'évolution de la maladie a justifié, du reste, le pronostic sombre indiqué par la chlorurie alimentaire. Loin de s'améliorer, son état n'a fait que s'aggraver davantage, amenant, trois mois après, une issue fatale.

LÉGENDE EXPLICATIVE

——— $= \frac{\Delta V}{P}$ ······ $= \frac{\delta V}{P}$ ═══ $= \frac{\Delta}{\delta}$

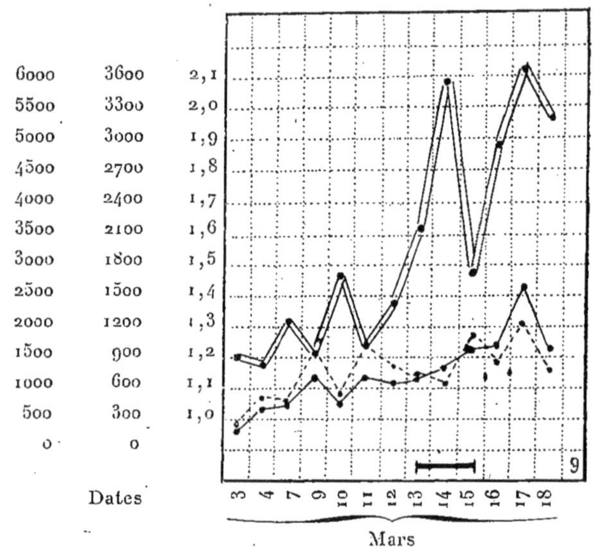

Quatrième variété de Claude et Mauté. — Elle se retrouve chez trois de nos malades, trois cardio-rénaux, chez qui l'insuffisance rénale s'est accompagnée d'une insuffisance circulatoire manifeste.

Observation IX. — Le premier, V... (obs. IX), un jeune homme de dix-huit ans, que nous classons dans ce groupe, est encore un type intermédiaire. La chloruration produit une élimination absolument insuffisante des chlorures ingérés en excès et le schéma d'insuffisance rénale n'est qu'à peine esquissé. Ce n'est qu'après l'épreuve, sous l'influence de la médication théocinique, qu'il se produit une décharge polyurique entraînant à sa suite une chlorurie plus marquée et comme conséquence l'élévation subite du rapport $\frac{\Delta}{\delta}$. Il semble donc que ce n'est pas tant l'imperméabilité rénale que l'on doive incriminer ici, que l'insuffisance circulatoire. Quand, par une médication appropriée, le cœur a pu recouvrer son énergie première, le rein s'est montré parfaitement perméable, et le schéma d'insuffisance rénale a bien apparu. Quelle qu'en soit la cause, l'apparition du type IV, de MM. Claude et Mauté, s'est trouvée justifiée, et, deux mois après, le malade sort mourant de l'hôpital, non à cause de son rein, mais, par suite de lésions tuberculeuses à évolution rapide.

Observation X. — W..., qui fait l'objet de l'observation suivante (obs. X), présente des phénomènes analogues. Au mois de novembre il appartient à la première variété ; au mois de décembre il se rattache à la quatrième ; cependant son rein n'est pas seul en cause. En effet, à la suite de l'administration de digitaline, il se produit une véritable débâcle des chlorures retenus dans l'organisme pendant la chloruration, débâcle qui amène un schéma très accentué d'insuffisance rénale. Son cas est pourtant très grave et il meurt un mois après.

Observation XI. — Chez le troisième, C... (obs. XI), la chloruration indique un type très net de la quatrième variété que justifie, d'ailleurs, l'évolution ultérieure de l'affection, puisqu'il meurt deux mois plus tard. Il réalise encore un type de cardio-rénal, mais peut-être plus rénal que les deux précédents. La tension est élevée et la dilatation terminale du cœur n'a, sans doute, fait que précipiter l'issue fatale.

En résumé, voici trois cardio-rénaux, chez qui la chlorurie alimentaire a donné le type IV et qui ont succombé peu de temps après, paraissant justifier ainsi le pronostic porté. Il n'en est rien en réalité. Ces malades représentent de ces états complexes, chez lesquels, « l'issue fatale relève autant, sinon plus, de l'asthénie cardio-vasculaire, que de l'insuffisance rénale ». Nous avons vu chez eux, par la médication digitalique, la

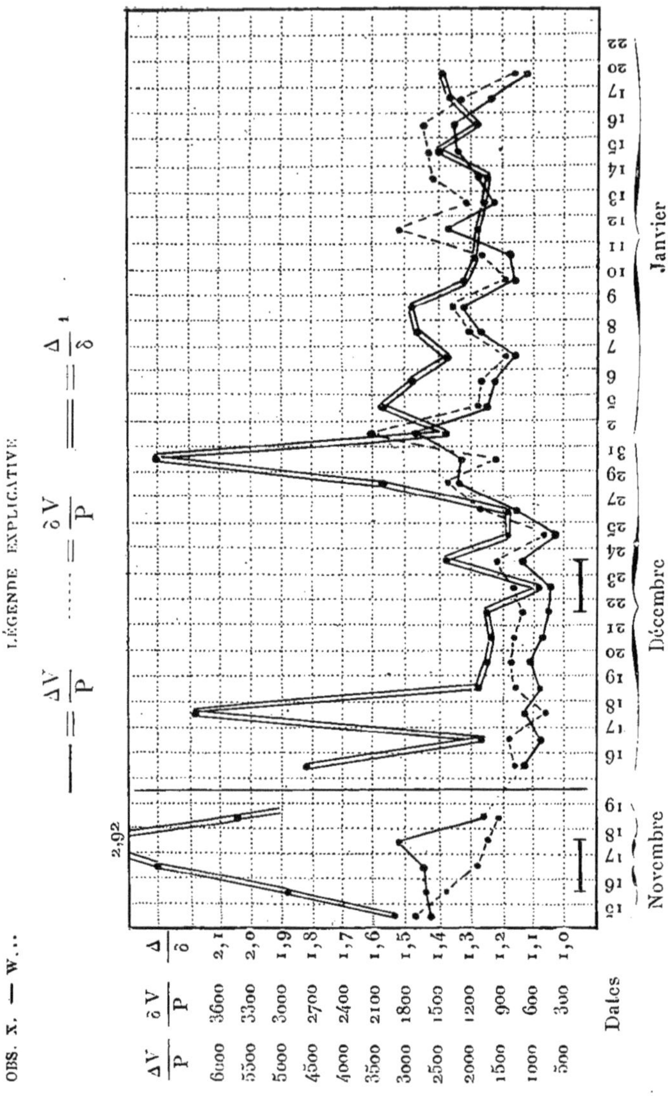

[1] Les courbes des observations I, III, IV, V, VIII, X, figurent déjà dans la thèse du Dr Jouffray qui nous a permis de les reproduire. Nous sommes heureux de lui renouveler ici tous nos remerciements.

théocine, la théobromine, la diurèse aqueuse augmenter, le taux des chlorures s'élever et le type I, se reconstituer presque entièrement. Si donc, la lésion rénale existe, elle est peu marquée et il faut attribuer la mort

OBS. XI. — C... LÉGENDE EXPLICATIVE

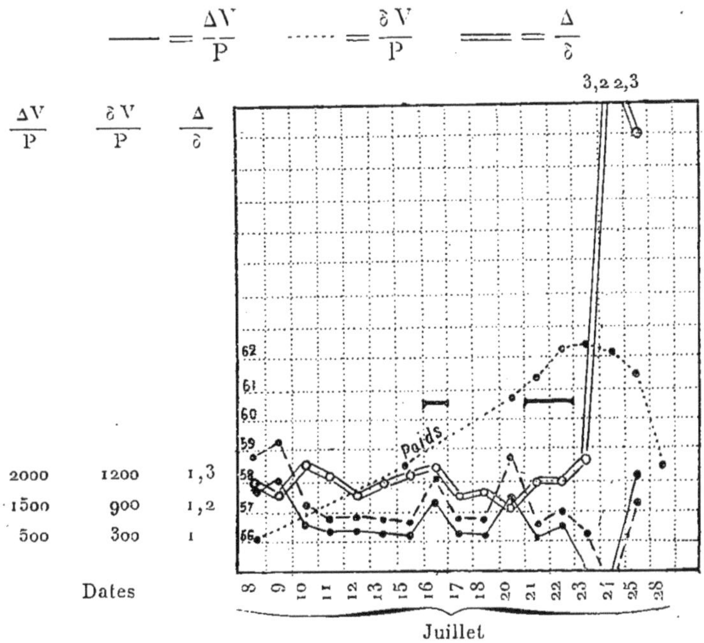

plus à la déchéance organique du cœur qu'à l'altération du rein. L'autopsie l'a d'ailleurs prouvé chez deux d'entre eux (W., obs. X et Chap., obs. XI).

Il ne faudrait donc pas considérer ces cas, bien que cadrant avec la quatrième variété, comme trop rigoureusement confirmatifs de l'épreuve de Claude et Mauté. Ces malades sont morts surtout par le cœur ; ce que l'épreuve n'a pas su distinguer.

IV. Considérations critiques.

De ces observations, il résulte que la chlorurie alimentaire expérimentale peut, d'une façon générale, fournir des indications très importantes sur l'avenir du malade. Les cas que nous avons observés cadrent, d'une façon générale, avec les résultats publiés par MM. Claude et Mauté. Toutefois, il est nécessaire de faire les sages réserves de ces auteurs, réserves que commandent l'apparition inattendue d'une infection nouvelle, d'une poussée inflammatoire venant, en peu de temps, annihiler un rein, dont la fonction était encore suffisante.

Mais, en dehors de ces accidents intercurrents que ne peut évidemment pas prévoir l'épreuve de la chlorurie, il est certains points sur lesquels nous voudrions revenir, parce qu'ils constituent peut-être des causes d'erreur et qu'ils nous expliqueront certains faits en apparence contradictoires, dont nous avons, été le témoin.

C'est tout d'abord, la façon dont MM. Claude et Mauté expliquent les variations de l'élimination des substances de déchet, dans les différents degrés d'altérations rénales. Voici ce qu'ils disent :

Sous l'influence de l'épreuve, dans la *première variété*, la plus favorable, *les éléments achlorés varient peu*.

Dans *la deuxième*, forme déjà plus sérieuse, « il se produit une *augmentation notable des éléments achlorés* et, en particulier, des éléments azotés ; cette augmentation persiste pendant plusieurs jours après la cessation de l'épreuve, comme si *les épithéliums avaient été influencés d'une façon favorable* par le sel ».

Mêmes remarques pour la *3e et la 4e variété*, d'un pronostic grave ; l'excrétion des substances de déchet s'élève et cette élévation persiste plusieurs jours après l'ingestion de sel ; « il semble que, *sous l'influence du chlorure de sodium* pris en excès, *l'échange moléculaire ait été plus parfait* ».

Ainsi donc, pour MM. Claude et Mauté, le rein paraît d'autant mieux répondre à l'excitation du chlorure de sodium que ses altérations sont plus profondes.

Mais alors, cet « échange plus parfait » rappelle complètement le schéma d'asthénie cardiaque et prouve, non pas une insuffisance rénale grave, mais une insuffisance circulatoire qui peut être passagère. La circulation étant ralentie dans le rein et les canalicules, l'urine reste longtemps au contact du sang par l'intermédiaire des épithéliums : un échange plus complet se fait entre les molécules élaborées et les molécules de chlorure de sodium : le taux du NaCl baisse dans l'urine, tandis que celui des substances azotées augmente proportionnellement. C'est bien là le cas d'un hyperfonctionnement, tel que le décrivent MM. Claude et Mauté dans les variétés les plus graves de néphrite.

Au contraire, nous serions plutôt tenté de croire à une altération portant à la fois sur le glomérule et le tube contourné.

« Le rein est un organe double, un filtre par le glomérule de Malpighi entouré de la capsule de Bowmann, une glande excrétoire par l'épithélium différencié des tubuli contorti. » Nous savons combien dans toute néphrite les lésions sont diffuses ; il est donc très naturel d'invoquer des lésions, d'une part de l'appareil glomérulaire mettant obstacle à la filtration d'eau salée; d'autre part de l'appareil épithélial qui « ne jouant plus le rôle de barrière protectrice » permet comme « un filtre percé » à travers cette paroi désorganisée le passage des éléments achlorés. Il n'y a pas échange plus parfait, attendu qu'il n'y a pas échange du tout.

Pourquoi, maintenant, sous l'influence de la chloruration ces matériaux de déchet augmentent-ils dans l'urine? Nous en trouvons l'explication dans l'action physiologique du sel ; non pas comme excitant spécial du rein, mais comme excitant général de toutes les fonctions organiques. Le sel, en effet, provoque une suractivité de la nutrition, favorise l'oxydation de l'albumine, augmente la quantité d'urée excrétée. Rabuteau observait une augmentation de l'urée de près de 20 pour 100 sous l'influence du régime salé (10 grammes de chlorure de sodium en supplément chaque jour[1]). Cette action du chlorure de sodium sera d'autant plus accentuée qu'il aura le temps d'agir plus longuement. Chez l'homme sain ou dont le rein n'offre que des lésions minimes, parcellaires (1re variété), le sel introduit par le tube digestif passe très rapidement dans le sang et dans l'urine, produisant le minimum d'effets excitants. Le rein plus altéré s'oppose-t-il à

[1] Rabuteau, *Traité élém. de thérap. et pharmac.*, p. 108, 1884.

l'élimination aussi rapide du sel, les effets seront plus marqués, les substances azotées plus abondantes dans le sang qui se présente à l'émonctoire rénal. A travers cette barrière épithéliale altérée, dont le rôle électif réclame une intégrité complète, une certaine quantité passe sans exiger pour cela une résorption proportionnelle de molécules chlorées. Donc, hypochlorurie plus ou moins marquée suivant le degré d'activité de la filtration glomérulaire ; hyperazoturie plus ou moins accentuée, suivant le degré d'altération tubulaire.

En définitive, cette hyperazoturie peut reconnaître deux mécanismes, soit un trouble circulatoire passager, soit une destruction définitive de l'épithélium tubulaire.

Chez les malades gravement atteints que MM. Claude et Mauté rangent dans les 3e et 4e variétés, morts peu de temps après, uniquement de leur lésion rénale, nous croyons paradoxal d'admettre une dépuration urinaire plus active sous l'influence du chlorure de sodium. Un rein si fortement altéré, dont la fonction définitivement perdue compromet à bref délai la vie d'un individu, nous paraît incapable de réagir à une excitation quelle qu'elle soit, et cet *échange prétendu plus parfait* nous paraît plutôt l'indice d'une dégénération d'a utan plus marquée des épithéliums.

Si nous insistons dès maintenant sur ces faits, c'est qu'ils nous permettront de mieux comprendre certains schémas particuliers de la chlorurie spontanée. C'est ainsi qu'une très faible diurèse moléculaire totale $\left(\frac{\Delta V}{P}\right)$ associée à une diurèse moléculaire élaborée relativement forte, donnant par suite un rapport $\frac{\Delta}{\delta}$ très inférieur, n'indiquera pas invariablement une activité normale ou exagérée des épithéliums, mais pourra résulter d'une destruction complète des tubuli, indiquer une suppression totale de leur fonction et comporter un pronostic très grave.

Un second point doit encore fixer notre attention. Dans l'établissement des quatre variétés qu'ils décrivent, MM. Claude et Mauté n'ont pas cru devoir tenir compte des divisions en *néphrite parenchymateuse aiguë ou chronique et en néphrite interstitielle*, la classification des divers cas dans ces formes anatomiques étant souvent absolument arbitraire et toujours discutable ».

Avec eux, nous admettons que toute classification précise est impossible, mais cela ne veut pas dire qu'elle ne doive pas être tentée. Comment comparer, en effet, la capacité fonctionnelle d'une néphrite aiguë ou subaiguë à celle d'une néphrite interstitielle chronique ? Comment, sur le mode d'élimination des chlorures dans chacun de ces cas, baser une évaluation pronostique ? Les conditions sont absolument différentes.

Il faut remarquer que dans les publications qui ont suivi MM. Claude et Mauté ont paru négliger un peu les termes de leur première communication et avoir fait table rase de toute la catégorie des néphrites aiguës ou subaiguës, qu'ils avaient pourtant mentionnées dans leur premier travail.

Les observations publiées dans les *Archives générales de médecine* se rapportent toutes à des *néphrites chro-*

niques et M. Mauté, dans une thèse toute récente (1903), aborde franchement l'*étude du pronostic des néphrites chroniques*.

La question reste donc en suspens, il s'agit de la résoudre. Nous pouvons considérer, en prenant comme types les deux extrêmes :

1° La néphrite parenchymateuse aiguë ou subaiguë ;

2° La néphrite interstitielle chronique.

I. Dans la première, soit comme exemple une néphrite infectieuse quelconque, (scarlatine, fièvre typhoïde, gravidité), la sécrétion urinaire est fortement entravée, non pas toujours par des lésions dégénératives entraînant une abolition définitive de la fonction et la mort à brève échéance, mais souvent aussi par troubles circulatoires, hémorragies tubulaires, œdème interstitiel qui mettent obstacle au cours de l'urine. Le cœur a succombé devant l'effort qu'il est obligé de produire ; il s'est dilaté, la pression artérielle a baissé. Et souvent, pour Potain, « la pression peut demeurer basse pendant toute la durée de cette dernière maladie, même quand elle est la plus longue ». Par suite de cette diminution de pression, les urines deviennent rares, foncées ; les chlorures diminuent, mal éliminés d'une part par cette circulation vicieuse, fixés d'autre part par les albumines altérées du plasma sanguin. La chlorurie faite à ce moment donnera un pronostic grave.

Mais que, sous l'influence de cette gêne continuelle de la circulation, le cœur s'hypertrophie, la tension artérielle s'élève, immédiatement les urines deviendront plus claires, plus abondantes, les chlorures s'élimineront mieux, et l'épreuve de la chlorurie donnera le type de la première variété.

C'est l'histoire, par exemple, de notre première malade (S... obs. 1). Au mois de novembre, elle retient le chlorure de sodium et donne un type grave de Claude et Mauté ; le mois suivant, elle présente le type 1 sous l'influence de la chloruration alimentaire, c'est-à-dire un pronostic bien meilleur.

Une faible chlorurie n'est donc pas toujours l'indice d'une lésion rénale définitive, incurable. Il faut savoir faire la part de ce qui revient au rein, la part de ce qui revient au cœur, et sous la foi d'une chlorurie défectueuse, ne pas attribuer un pronostic fatal à une lésion qui guérit le plus souvent[1]. Nous n'en voulons pour preuve que ces néphrites chroniques de l'âge mûr ou de la vieillesse, bien supportées encore, ayant pour origine une néphrite aiguë de l'enfance que la chlorurie aurait certainement pronostiqué mortelle.

Ainsi, nous concevons quelles modifications peut subir le mode de l'élimination chlorurée, suivant les variations de la pression artérielle. Nous sentons avec quelle nécessité, dans l'évolution d'un pronostic basé sur cette donnée, il faut tenir compte de l'énergie cardiaque, et ne pas accepter dans un même cadre des néphrites où la pression est diminuée, et d'autres où la pression augmentée constitue un signe caractéristique.

II. Dans ces dernières, en effet, néphrites intersti-

[1] J. Courmont, dans une communication récente a déjà montré que « la rétention chlorurée n'indique pas un pronostic fatal. » (*Lyon médical*, 11 et 19 juillet 1893, p. 83).

tielles chroniques, le cœur hypertrophié lutte avantageusement contre les résistances périphériques. Sa puissante action triomphe des obstacles qu'il rencontre et fait passer à travers les glomérules sous une pression énergique une quantité d'eau supérieure à celle qu'ils éliminent à l'état normal,

Cette polyurie entraîne comme conséquence une chlorurie suffisante, quelquefois même exagérée et l'épreuve de MM. Claude et Mauté, tentée dans ces conditions, donnera des résultats excellents.

Tel, par exemple, ce malade qui fait l'objet de l'observation VI, sur lequel nous avons déjà longuement insisté. A deux reprises différentes, la chloruration fournit une élimination parfaite, trop parfaite même, puisqu'il élimine plus de chlorure de sodium qu'il en a ingéré. Cependant, son état est très grave, les accidents urémiques sont proches et, peu de temps après, une issue fatale vient démentir le pronostic fourni par l'expérimentation.

On voit donc que, si l'hyperchlorurie n'est pas toujours un signe de mauvais pronostic, de même, une élimination parfaite des chlorures avec réalisation du type 1, n'indique pas invariablement une lésion légère, un pronostic bénin, surtout si cette hyperchlorurie coïncide avec une élévation de la pression artérielle.

En résumé, la chlorurie alimentaire expérimentale de MM. Claude et Mauté peut souvent nous donner des indications utiles pour juger de l'état présent et de l'avenir d'un brightique. Mais, dans l'évaluation d'un phénomène aussi complexe que celui de la sécrétion urinaire, où tant de facteurs interviennent, il lui arrive parfois de fournir des renseignements contradictoires ou discutables, peut-être même erronés.

On pourrait lui reprocher encore de n'être pas toujours pratiquable, et de n'être pas toujours sans dangers.

Ce n'est pas sans difficultés qu'un malade accepte l'ingestion quotidienne d'une certaine quantité de sel en excès qui, le plus souvent, est mal supportée et s'accompagne de vomissements et de diarrhée.

D'autre part le chlorure de sodium n'est pas inoffensif. « Un poison n'est pas toujours une matière rare, exceptionnelle ; des produits normaux, agissant dans des proportions excessives ou sur des organites inaccoutumées à leur action, joueront le rôle de substances offensives, vénéneuses [1]. » Il demande pour se dissoudre une certaine quantité d'eau qui augmente la masse du sang ; « cette pléthore provoque des oscillations dans les vitesses, dans les pressions. Or, les expériences de Max Hermann, d'Overbeck, de Runeberg, etc. démontrent que ces oscillations déterminent des changements dans le fonctionnement comme dans l'anatomie des glomérules ou des « tubuli » qui provoquent des lésions épithéliales et de l'albuminurie.

Enfin des communications récentes, sur lesquelles nous reviendrons plus longuement dans un prochain chapitre, ont montré quel danger l'ingestion de sel en excès fait courir aux brightiques, en révélant la relation qui unit la rétention du chlorure de sodium à la production de l'œdème.

[1] Charrin, *Sem. méd.*, p, 73, 1893.

Toutes ces raisons ont engagé M. le professeur Teissier à rechercher s'il était possible, sans imposer au malade une ingestion supplémentaire de chlorure de sodium et en tenant compte de la pression artérielle, de fixer le pronostic de lésion rénale. Ce sont ces recherches et leurs résultats que nous allons maintenant exposer.

CHAPITRE II

LA CHLORURIE ALIMENTAIRE SPONTANÉE DE M. TEISSIER

I. Exposé de la méthode.

Les renseignements fournis par l'étude de la chlorurie spontanée que M. le professeur Teissier propose de substituer à l'épreuve de la chlorurie alimentaire expérimentale constituent une méthode clinique qui échappe aux inconvénients et aux dangers que nous venons d'exposer.

Cette méthode est applicable chez tout malade, quelles que soient l'intensité ou la période de son affection. Il suffit de prescrire un régime fixe, dont on puisse connaître exactement la teneur en chlorure de sodium et à doser dans l'urine le NaCl excrété chaque jour. Le bilan comparatif des *ingesta* et des *excreta* permettra de juger facilement l'activité du rein à éliminer le sel.

Mais, cette donnée à elle seule serait insuffisante. Un simple dosage du chlorure de sodium ne peut à lui seul fournir aucune indication sur la valeur fonctionnelle des reins. Comme nous le verrons, en effet, tel malade qui élimine parfaitement le sel peut présenter une rétention telle des matériaux de déchet, qu'il succombe à bref délai à des phénomènes urémiques graves ; tel autre dont l'hypochlorurie est manifeste peut cependant accuser une fonction dépuratrice encore suffisante.

C'est en effet cette fonction dépuratrice qui, rapprochée du taux de l'élimination chlorurée, offre surtout de l'intérêt ; et elle nous sera connue par la comparaison de deux valeurs cryoscopiques : la diurèse moléculaire totale qui dépend de la filtration glomérulaire $\left(\frac{\Delta V}{P}\right)$ et le rapport $\frac{\Delta}{\delta}$ qui fixe le rapport des échanges intertubulaires.

En somme, jusqu'ici nous reproduisons à peu près les conditions de MM. Claude et Mauté. Mais au lieu de soumettre, à un certain moment, le rein à un travail plus considérable, d'apporter « dans sa sécrétion physiologique une perturbation momentanée », et d'analyser sous cette influence les modifications des courbes cryoscopiques, M. le professeur Teissier croit moins dangereux, plus facile, et *plus juste* aussi, d'étudier ce fonctionnement à l'état normal, sans provoquer aucun trouble dans le mécanisme physiologique de l'acte rénal.

Mais, où cette étude devient plus rigoureusement exacte, plus adéquate aux phénomènes morbides dont elle reconnaît et cherche à dépister la complexité, c'est lorsqu'elle tient compte dans l'étude de la fonction rénale entravée, de la part qui revient à l'action du cœur.

L'épreuve de MM. Claude et Mauté n'est valable que si elle suppose une atteinte isolée de l'émonctoire rénal. Or, nous n'ignorons pas quelles connexions unissent les différentes fonctions organiques ; nous savons avec quelle rapidité les troubles d'un organe réagissent sur le fonctionnement d'un autre et nous connaissons en particulier les relations intimes qui unissent le cœur au rein. Il nous paraît donc indispensable, dans l'évaluation de la capacité fonctionnelle de l'émonctoire rénal, de consulter chaque fois l'état de la fonction cardiaque. Nous ne pourrons mieux le faire qu'en suivant attentivement les variations de la pression artérielle.

Ainsi donc, en résumé, l'étude de la chlorurie spontanée comporte l'intervention de trois facteurs :

a) Le taux de l'élimination quotidienne des chlorures C ;

b) La valeur de la fonction dépuratrice fournie par la comparaison de $\frac{\Delta V}{P}$ et $\frac{\Delta}{\delta}$:

c) La pression artérielle P.

C'est de leurs combinaisons diverses que M. le professeur Teissier a tiré les formules que nous allons exposer et dans lesquelles on peut faire rentrer toutes les catégories de néphrites. Disons cependant avec lui que ces formules ne sont point absolues, car les phénomènes morbides ne sauraient être enfermés dans des cadres inflexibles.

II. Etude des formules et des cas cliniques qui leur correspondent.

Nous envisagerons quatre modalités cliniques que nous rangerons par ordre de gravité.

1° **Cas favorables.** — A. *La tension est diminuée.*

— Le cœur s'est laissé fléchir. Il s'agit d'un trouble cirulatoire passager, la fonction rénale restant à peu près intacte.

Avec cette pression diminuée peuvent se rencontrer :

a) Si les troubles sont peu marqués : une chlorurie égale ou forte, une dépuration urinaire suffisante.

$$P -. \; C = \text{ou} +, \; \frac{\Delta V}{P} = \text{ou} +, \; \frac{\Delta}{\delta} \text{ normal ou} <$$

b) Si les troubles sont plus profonds : une chlorurie faible, une filtration glomérulaire diminuée.

$$P -. \; C -, \; \frac{\Delta V}{P} -, \; \frac{\Delta}{\delta} \text{ normal de} <$$

Dans ces deux cas, il s'agit surtout d'une insuffisance circulatoire. Dans le premier cas, la dépuration urinaire est entièrement conservée. « Dans le second cas, si *malgré une diurèse moléculaire faible*, les échanges sont suffisamment actifs au niveau des épithéliums $\left(\frac{\Delta}{\delta} <\right)$, la dépuration pourra encore se faire d'une façon satisfaisante ; les accidents de l'urémie ou de l'insuffisance cardiaque pourront être éloignés, d'autant qu'en relevant la pression par les agents appropriés, on peut espérer facilement provoquer le rétablissement de la diurèse moléculaire physiologique. ».

B. *La tension est augmentée.* — Grâce à l'hypertrophie cardiaque, grâce à l'hypertrophie des systèmes glomérulo-tubulaires, la perméabilité reste normale, le schéma d'insuffisance n'apparaît pas. Ces faits correspondent à la première phase que M. Burthe décrit dans l'évolution des néphrites scléreuses chroniques.

Deux alternatives se présentent encore : soit *une*

chlorurie faible ou conservée normale, soit *une chlorurie forte* avec dans les deux cas *une dépuration suffisante* ce qui indique une filtration glomérulaire normale, une élaboration épithéliale physiologique :

$$1^o\ P+,\ C+,\ \frac{\Delta V}{P}\ +,\ \frac{\Delta}{\delta}\ \text{normal ou} <$$

$$2^o\ P+,\ C-,\ \frac{\Delta V}{P}\ +,\ \frac{\Delta}{\delta}\ \text{normal ou} <$$

Tous ces cas, à pression faible ou forte, correspondent à des états cliniques très satisfaisants que M. le professeur Teissier a observés dans sa pratique privée, mais que la clinique hospitalière, qui s'adresse à des malades plus sérieusement atteints, ne nous a pas permis de rencontrer.

2° **Cas moins favorables.** — Envisageons toujours les deux cas.

A. *La tension est diminuée.* — Sous cette influence on peut observer deux types principaux : *ou bien une chlorurie relativement forte* avec une diurèse totale faible, ce qui indique une élaboration insuffisante des molécules achlorées au niveau des tubuli et entraîne un $\frac{\Delta}{\delta}$ trop élevé :

$$P-,\ C+,\ \frac{\Delta V}{P}\ -,\ \frac{\Delta}{\delta}\ >$$

ou bien une chlorurie faible avec $\frac{\Delta V}{P}$ également diminuée, mais $\frac{\Delta}{\delta}$ encore trop fort ; ce qui traduit alors une insuffisance rénale associée à une diminution de l'activité circulatoire.

$$P -, C -, \frac{\Delta V}{P} -, \frac{\Delta}{\delta} >$$

Nous n'avons pas d'observations se rattachant au premier de ces types. Au second se rapportent deux malades dont l'évolution fut cependant bien différente.

L'une, S... (obs. I), est atteinte de néphrite gravidique passant progressivement à la chronicité et son état est assez satisfaisant ; l'autre, V... (obs. IX), est mort peu de temps après, mais il présentait une tuberculose aiguë des séreuses pleurale, péricardique et péritonéale qui explique cette fin prématurée que la lésion rénale seule n'aurait pas suffi à provoquer. Et c'est une preuve de précision plus grande en faveur de la chlorurie spontanée d'avoir su, chez ce malade, faire la part du cœur et celle du rein.

B. *La tension est augmentée.* — Dans ce cas, pas d'hypochlorurie à envisager. Le cœur est assez énergique pour provoquer une élimination suffisante du sel apporté par l'alimentation ; le rein n'est pas assez altéré pour opposer un obstacle à son passage. Aussi aurons-nous *toujours de l'hyperchlorurie.* Cette hyperchlorurie associée à une dépuration insuffisante, puisque $\frac{\Delta}{\delta}$ est trop élevé, peut répondre à une diurèse moléculaire totale $\frac{\Delta V}{P}$ forte ou faible suivant que le rein est plus ou moins sain. Aux cas « moins favorables » la première formule seule convient : la seconde indique une altération profonde des épithéliums et fait partie des cas déjà graves, que nous retrouverons au paragraphe suivant.

A ce schéma, $P+, C+, \frac{\Delta V}{P}+, \frac{\Delta}{\delta} >$ appartiennent trois de nos malades. Deux nous sont déjà connus.

L'une M... (obs. II), que l'épreuve de MM. Claude et Mauté classait dans la première variété présente un état cependant plus sérieux, des troubles d'insuffisance rénale plus accentués qui cadrent mieux avec l'étiquette des cas moins favorables de M. le professeur Teissier.

L'autre, L... (obs. VII), montre une fonction rénale déjà compromise, se révélant par des phénomènes auto-toxiques que le régime lacté atténue. Elle a de la rétinite albuminurique et l'on sait l'importance pronostique de ce symptôme.

Le troisième, R... (obs. XII), un homme de cinquante-huit ans, est en proie à une série de phénomènes de petite urémie et son état, encore susceptible d'une survie assez longue, dénote déjà une altération profonde.

Nous rattachons à cette formule, deux autres malades, bien qu'aucune des trois valeurs P, C, $\frac{\Delta V}{P}$ ne soit augmentée chez eux.

Ce sont G..., (obs. III), et C... (obs. IV); le premier atteint d'une néphrite chronique d'origine tuberculeuse, la seconde de néphrite interstitielle avec hémiplégie gauche.

Leur formule serait plutôt la suivante :

$$P =, C =, \frac{\Delta V}{P} =, \frac{\Delta}{\delta} >$$

c'est-à-dire constituerait un type de passage entre les cas favorables et les cas moins favorables dont nous avons présenté précédemment trois observations. Ce sont des malades dont l'état reste stationnaire, dont la lésion rénale endormie est parfaitement tolérée.

3° *Cas graves.* — Ces cas correspondent aux périodes avancées des néphrites chroniques, ou à des néphrites dégénératives d'emblée. Envisageons encore les deux alternatives qui se présentent.

a) *La pression est forte.* — C'est le cas de la néphrite interstitielle, de la sclérose rénale fatalement progressive. Grâce à l'énergie du cœur qui s'est hypertrophié, il passe à travers les glomérules restés sains une quantité plus considérable d'eau salée. Mais au niveau des tubes contournés, les épithéliums altérés se prêtent mal à des échanges que l'activité du courant circulatoire ne leur laisse du reste pas le temps d'accomplir ; l'élimination des substances élaborées est fortement entravée et la dépuration urinaire très dangereusement compromise. Le schéma est caractéristique.

$$P +, C +, \frac{\Delta V}{P} -, \frac{\Delta}{\delta} >$$

et suivant l'exagération de ces facteurs, le pronostic sera de plus en plus grave.

Nous en avons une observation très convaincante.

C'est celle de C... (obs. VII), dont nous avons déjà parlé. Avec une polyurie atteignant 3, 4, 5 litres, il présente une $\frac{\Delta V}{P}$ relativement faible (autour de 3000 et au-dessous), une hyperchlorurie considérable (25 gr. en moyenne par jour) et un schéma d'insuffisance rénale s'élevant à des valeurs inconnues jusqu'ici

(2, 3, 3, 8). On pourrait songer, devant un tel syndrome, devant cette polyurie si accusée, à ces cas de diabète sucré, dont parle M. le professeur Teissier, sur lesquels vient se greffer une sclérose rénale rapidement envahissante. Le sucre disparaît des urines et le malade entre franchement dans le brightisme auquel il ne tarde pas à succomber. Et on pourrait y songer d'autant plus, qu'ici l'évolution a été d'une rapidité remarquable (exceptionnelle dans les cas de rein atrophique), puisque le malade fait remonter son affection au printemps 1902, et qu'il meurt en septembre 1903.

Eh bien, voici un malade qui, après l'ingestion en excès de chlorure de sodium élimine son sel d'une façon parfaite donnant le schéma très net de la première variété de Claude et Mauté. Quelle est donc la cause de cette contradiction? C'est qu'en médecine un symptôme ne doit jamais être étudié en dehors du cadre où il se présente. C'est que l'hyperchlorurie par elle-même ne prouve rien quant à la perméabilité du rein. Elle est associée ici à une tension artérielle élevée (23, 24), qui force, en quelque sorte, le passage à travers les quelques glomérules perméables. Le malade urine beaucoup, mais il n'urine que de l'eau salée ; il retient les matériaux de déchet qui intoxiquent fatalement son organisme. La dépuration urinaire n'existe plus, le pronostic est grave, ce qu'a démontré l'issue mortelle quelques mois plus tard.

On voit que ce cas qui s'expliquait difficilement avec l'épreuve de MM. Claude et Mauté, se comprend immédiatement et d'une façon logique si l'on rapproche ces trois facteurs de la chlorurie spontanée : chlorurie, pression artérielle, dépuration urinaire.

b) *La pression est faible.* — C'est le cas de la néphrite infectieuse dégénérative ; d'emblée, l'infection a fait tout le mal. Les épithéliums détruits laissent passer comme un filtre percé suivant l'expression pittoresque de Bard tous les déchets de la nutrition. Cette augmentation de la perméabilité entraîne comme conséquence un abaissement de la tension artérielle. La $\frac{\Delta V}{P}$ est très faible ; relativement la $\frac{\delta V}{P}$ est très forte, d'où un rapport $\frac{}{\delta}$ très diminué, bien au-dessous de celui qui correspondrait à une simple insuffisance cardiaque.

Ce schéma : C — $\frac{\Delta V}{P}$ — $\frac{\Delta}{\delta}$ très inférieur, se retrouve d'une façon particulière dans une de nos observations ; nous en parlerons plus loin. M. le professeur Teissier en possède aussi de très caractéristiques suivies de mort à bref délai.

C. *Cas très graves.* — Nous en arrivons enfin aux cas très graves que représente la formule suivante facile à interpréter :

$$P +,\quad C, \;—,\quad \frac{\Delta V}{P}\; —,\quad \frac{\Delta}{\delta} >$$

L'hypertension artérielle ne peut même plus arriver à faire passer à travers un rein complètement imperméable ni chlorures, ni substances achlorées, et le schéma continu d'insuffisance rénale montre la perte définitive de la filtration et de l'élaboration rénale.

Plusieurs de nos observations se rapportent à cette catégorie.

Tout d'abord D... (obs. XIV) qui représente un type intermédiaire. La chlorurie n'est en effet pas très diminuée chez lui, si l'on tient compte du régime. Son pouls est tendu, sa $\frac{\Delta V}{P}$ faible (1100 en moyenne) malgré une diurèse aqueuse très normale (1600 à 1700 cc.); le rapport $\frac{\Delta}{\delta}$ s'élève à 2,09, 2,11. Il meurt huit jours après que nous l'examinions.

Puis, C... (obs. XI) qui succombe rapidement, ayant présenté de l'hypertension, une chlorurie faible (1 à 2 gr.) une $\frac{\Delta V}{P}$ très diminuée (de 600 à 1200), un schéma d'insuffisance continue mais peu marquée (1,20, 1,25).

C'est encore C... (obs. VIII) qui, avec une pression artérielle de 30 à 31, n'excrète qu'une quantité infime de chlorure de sodium (2 à 3 gr. par jour); sa diurèse moléculaire totale n'excède pas 1200 : et le rapport $\frac{\Delta}{\delta}$ atteint jusqu'à 1,50, 2, 2,11. Elle meurt peu de temps après, récemment frappée d'une hémiplégie gauche.

Enfin Q... (obs. XV) une hémiplégiée encore, dont la tension marque 24 à 25 au sphygmomanomètre; sa chlorurie est très diminuée (1 a 2 gr), la $\frac{\Delta V}{P}$ insuffisante (1000, 1200, 1700) : la dépuration urinaire complètement abolie, car $\frac{\Delta}{\delta}$ s'élève à 1.7, 1.8. Elle meurt rapidement en pleine urémie, et l'autopsie révèle unn sclérose rénale très marquée.

Jusqu'ici, tous nos malades ont pu trouver place dans une catégorie bien déterminée, de laquelle ils ne sont jamais sortis. Mais il est possible, quand on peut suivre l'évolution de la néphrite pendant un temps assez long, de voir se succéder plusieurs schémas qu'expliquent très bien les modifications successives des lésions.

Observation XIII.— Telle est l'observation de P... (obs. XIII), un saturnin, qui entre à l'hôpital en pleine poussée syphilitique secondaire, avec de l'anasarque, des urines rares et foncées, une grosse albuminurie, bref tous les caractères d'une néphrite aiguë. Le traitement syphilitique est institué aussitôt : deux pilules de Dupuytren, 3 grammes d'iodure de potassium par jour, régime lacté absolu.

LÉGENDE EXPLICATIVE

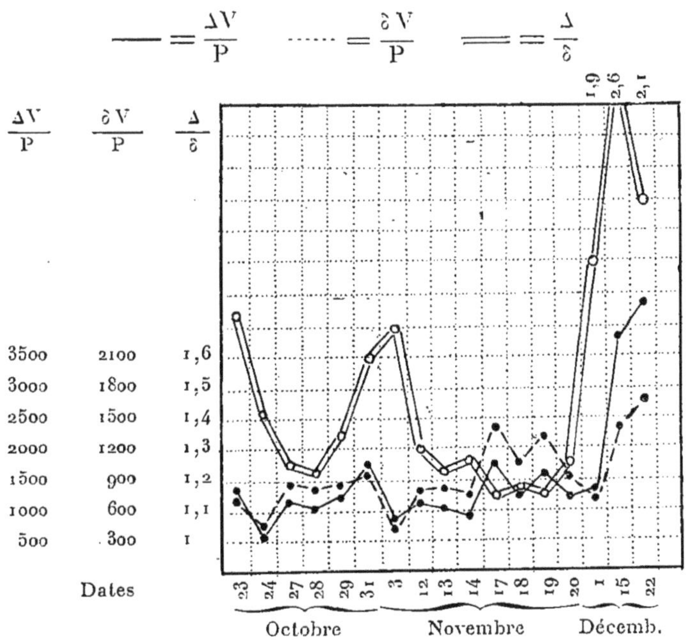

A ce moment, son schéma urinaire est le suivant : l'asthénie cardiaque entraîne l'affaiblissement de la tension artérielle, la diurèse moléculaire totale est diminuée, les chlorures sont ma éliminés : ce qui ne tient pas à une insuffisance circulatoire seule, car avec une $\frac{\Delta V}{P}$ faible, le rapport $\frac{\Delta}{\delta}$ présente des valeurs trop élevées indiquant une insuffisance rénale concomitante ; on obtient en somme, la formule des cas *moins favorables* de M. le professeur Teissier.

$$P -, C -, \frac{\Delta V}{P} -, \frac{\Delta}{\delta} >.$$

Le traitement spécifique provoquant une diarrhée intense et rebelle est cessé le 9 novembre. Rapidement le schéma change : le cœur est toujours très affaibli, la tension artérielle plutôt diminuée $= 16$; l'hypochlorurie persiste, la $\frac{\Delta V}{P}$ est stationnaire, mais la diurèse moléculaire achlorée augmente très sensiblement, entraînant une disparition du schéma d'insuffisance rénale.

La formule précédente devient :

$P -, C -, \frac{\Delta V}{P} -, \frac{\Delta}{\delta} >$ au-dessous de la normale, et traduit par conséquent une aggravation de l'état : on a, en effet, suspendu le traitement. Le mal progresse aussitôt. La dégénération des tubuli se manifeste par l'élévation des molécules achlorées, *qui ne sont plus élaborées*, mais filtrent directement à travers cette paroi désorganisée formée par les épithéliums détruits.

Immédiatement on *institue de nouveau un traitement actif* (injections d'huile biiodurée). Les lésions rétrocèdent peu à peu ; le cœur reprend son énergie, la tension artérielle s'élève : les chlorures s'éliminent en grande quantité, la $\frac{\Delta V}{P}$ augmente et en même temps le schéma d'insuffisance rénale de la première période réapparaît, mais cette fois sans insuffisance circulatoire. La formule se transforme encore, et classe une seconde fois le

$$P +, C +, \frac{\Delta V}{P} +, \frac{\Delta}{\delta} >$$

malade dans les cas *moins favorables*.

Ainsi, nous avons pu chez ce malade suivre pour ainsi dire pas à pas la marche des lésions, les voir passer par plusieurs phases successives. Leur évolution présente, en somme, deux périodes bien distinctes : la *première*, période d'asthénie cardiaque, d'hypotension artérielle, d'abord peu favorable, devient rapidement très grave à la suite de la suppression intempestive du traitement spécifique. La *seconde*, période d'hypertension, d'hypersthénie cardiaque, est un retour vers la guérison, ou du moins vers une amélioration considérable, provoquée par la reprise d'un traitement actif.

En résumé, ce malade a appartenu d'une façon constante à la catégorie des cas « moins favorables » de M. le professeur Teissier, avec une période d'aggravation très nette de son état au moment de la suppression de la médication mercurielle.

Et ce ne sont pas là de simples formules théoriques : elles correspondent exactement à ce que la clinique nous a permis d'observer.

Ainsi, le degré de la chlorurie spontanée permet de ranger toutes les néphrites en deux catégories ; d'une part, les néphrites à pression faible ; de l'autre, les néphrites pression forte : et, dans chacun de ces groupes, l'étude comparative de C, $\frac{\Delta V}{P}$, $\frac{\Delta}{\delta}$ permet d'établir toute une échelle de gravité et de formuler le pronostic d'un cas déterminé.

Résumons-nous : il y a trois facteurs à envisager : la pression (P), la chlorurie (C), la dépuration urinaire $\left(\frac{\Delta V}{P} \text{ et } \frac{\Delta}{\delta}\right)$.

1° **Avec une pression artérielle faible.**— La chlorurie peut être augmentée, normale ou diminuée et, dans chacun de ces cas, le pronostic sera d'autant plus grave que la fonction dépuratrice sera plus entravée.

Il est un cas cependant qui fait exception : c'est celui de la néphrite dégénérative d'emblée ; il apparaît en clinique, et on ne peut mieux l'expliquer que par l'hypothèse du filtre percé de M. Bard. Elle permet de comprendre qu'avec un rapport $\frac{\Delta}{\delta}$ très diminué, qui pourrait faire croire à une élaboration parfaite au niveau des épithéliums tubulaires, le pronostic soit pourtant si grave.

2° **La pression artérielle est augmentée.** — a) *La chlorurie est exagérée sous l'influence d'une circulation plus active* : dans ce cas, le pronostic s'assombrit à mesure que s'affaiblit la dépuration urinaire. Le rein, perméable encore au chlorure de sodium, retient les substances toxiques qui résultent de la nutrition.

b) *La chlorurie est diminuée.* — En exceptant les cas où cette hypochlorurie peut être le résultat d'un échange équimoléculaire plus parfait (ce qui indique alors un $\frac{\Delta}{\delta}$ inférieur. C. $\dot{-} \frac{\Delta V}{P} + \frac{\Delta}{\delta} <$), une hypochlorurie associée à une tension artérielle forte et à une dépuration urinaire faible sont des cas toujours très graves. Elle montre le rein absolument imperméable, même à une substance aussi diffusible que le chlorure de sodium et, dans tous les cas où nous l'avons observé, la mort a suivi à brève échéance.

Ainsi, l'intervention de ce nouveau facteur : *la tension artérielle*, nous permet de juger plus exactement la valeur du symptôme : hypo- ou hyperchlorurie. *Une hypochlorurie accompagnée d'une tension artérielle diminuée*, donnant le type III ou IV de l'épreuve de MM. Claude et Mauté, ne nous apparaît plus comme fatalement mortelle. Elle peut se trouver, et elle se trouve en effet, dans les périodes primitives des néphrites, quand le cœur est dilaté et peut n'être que la simple manifestation d'un vice de circulation passager, d'une impuissance cardiaque transitoire.

De même une *hyperchlorurie associée à une pression artérielle élevée* ne permet aucune conclusion. Elle peut être aussi bien très bénigne et très grave : tout dépend de la façon dont se fait la dépuration urinaire, et C... (obs. VI) qui présentait une chlorurie alimentaire parfaite (type I de Claude et Mauté) est, en réalité, sérieusement touché. Avec cette hyperchlorurie, sa $\frac{\Delta V}{P}$ est diminuée, son rapport $\frac{\Delta}{\delta}$ extraordinairement élevé, sa fonction dépuratrice très insuffisante.

En définitive, dans l'étude du pronostic des néphrites, il est nécessaire de tenir compte d'un facteur essentiel : *la tension artérielle*, qui nous renseigne sur l'état de la circulation ; de lui associer les indications fournies par l'étude de la chlorurie spontanée proposée par M. le professeur Teissier. Avec ces renseignements, il est possible d'établir parmi les néphrites une classification importante, et de formuler un pronostic plus en accord avec l'évolution clinique de la maladie.

TABLEAU RÉCAPITULATIF DE NOS OBSERVATIONS

classées suivant les formules de M. le Professeur Teissier.

PRESSION FAIBLE				
Catégories	C	$\frac{\Delta V}{P}$	$\frac{\Delta}{\delta}$	Cas cliniques.
cas favorables	= ou + —	= ou + —	N ou < N ou <	
Cas moins favorables	+ —	— —	> >	Sen... (obs. I). Etat satisfaisant. Vit... (obs. IX). Mort de lésions tuberculeuses. Pal... (obs. XIII) dans la 1re période de sa maladie.
Cas graves	—	—	<!	($\frac{\Delta}{\delta}$ est ici très inférieur.) Pal... (obs. XIII) dans la 2e période de sa maladie.

PRESSION FORTE				
Catégories	C	$\frac{\Delta V}{P}$	$\frac{\Delta}{\delta}$	Cas cliniques.
Cas favorables	+ —	+ +	< <	
Cas moins favorables	= ou + +	= ou + +	> >	Gal... (obs. III). Etat satisf. Cap... (obs. IV). — Mont... (obs. II). Etat assez satisf. Lach... (obs. VII). — Rag... (obs. XII). — Pal... (obs. XIII) dans la 3e période de sa maladie.
Cas graves	+	—	>	Col... (obs. V). Mort en quelques mois.
Cas très graves	—	[—	>	Dut... (obs. XIV). Mort rapide. Chap...[1] (obs. XI) — Chal .. (obs. VIII). — Querl... (obs. XV). —

[1] Nous faisons des réserves pour Chap..., mort autant cardiaque que brightique.

DEUXIÈME PARTIE

LA RÉTENTION DES CHLORURES ET LA PATHOGÉNIE DE L'OEDÈME BRIGHTIQUE

I. Considérations générales.

Nous avons exposé dans les chapitres précédents les renseignements qu'on pouvait tirer des variations de l'élimination des chlorures pour le pronostic des néphrites. Une autre question doit nous préoccuper ici, suscitée par les recherches toutes récentes exposées ces derniers temps devant diverses Sociétés savantes et qui joint, à son intérêt théorique, une utilité pratique incontestable : nous voulons parler de la relation qui existe entre la rétention des chlorures et la pathogénie de l'œdème.

Cette relation avait été vue depuis longtemps, et on en retrouve l'écho dans le *Traité des maladies des reins* de Bartels (1884). Cet auteur relate des observations de malade en plein anasarque n'excrétant que des quantités infimes de chlorures (4 à 5 gr. par jour). Et inversement « dans un cas de néphrite survenue après une pleurésie et qui n'amena pas d'œdème notable, bien que l'urine restât sanglante pendant plusieurs semaines, on fit douze analyses d'urine pendant les six semaines que dura la maladie et on trouva une moyenne de 14 grammes de chlorure de sodium par jour[1] ».

Ce n'était encore qu'un simple fait d'observation et, ces dernières années seulement, la question a repris sur un terrain vraiment scientifique. La statique moléculaire de nos humeurs entre en cause et, grâce à la cryoscopie, nous permet de fixer d'une façon plus exacte certains phénomènes intimes de la vie cellulaire. Le protoplasma de la cellule est en grande partie liquide et l'on admet aujourd'hui « l'eau de constitution cellulaire ». Le milieu intérieur est lui aussi à base d'eau. Ces deux liquides séparés par la membrane hyaline des cellules jouant le rôle d'une cloison perméable devaient donc subir les lois des phénomènes d'osmose, et les physiologistes eurent tôt fait d'assimiler ces phénomènes biologiques à ceux qui se passent *in vitro*.

Quoi qu'il en soit, la fixité de la concentration moléculaire des liquides organiques est mise clairement en évidence par Hamburger, Winter, Fano et Bottazi. Winter, montre de plus, qu'une relation constante unit la concentration moléculaire de ces liquides à leur richesse en chlorure de sodium. Etudiant « la statique moléculaire des humeurs » à l'état de repos et pendant le travail des fonctions, il trouve que dans le second cas, « qui est le cas pratique ordinaire des examens chimiques » et celui qui nous occupe nécessairement, « les chlorures diminuent quand le nombre

[1] Bartels, *Les maladies des reins*, 1884, trad. française d'Edelmann, p. 269.

total des molécules dissoutes augmente et vice versa. Il y a compensation réciproque, compensation qui s'obtient facilement par des mouvements de liquide, dus à l'attraction osmotique des milieux et à la diffusibilité des chlorures[1] ». Le chlorure de sodium fait donc en quelque sorte l'appoint et rétablit la concentration du liquide lorsqu'elle vient à être troublée. Grâce à lui, « toute solution oscille autour d'une concentration déterminée qui lui est propre et que M. Winter appelle constante de repos ou constante d'équilibre[2] ».

Nous n'avons parlé jusqu'ici que de l'état normal. Mais à l'état pathologique, les variations peuvent être considérables. Dans les néphrites parenchymateuses on a signalé soit une augmentation, soit une diminution de la concentration du sérum. Les chiffres de — 0,60, — 0,70 seraient fréquemment atteints. M. Widal a, dans un cas de néphrite parenchymateuse typique, observé un Δ — 1°07 [3] et, plus récemment, M. Lesné dans un cas analogue a trouvé un $\Delta = -$ 1,18°[4]. M. Bernard est d'un avis contraire et, dans les néphrites épithéliales chroniques[5] dont il publie les observations, le point Δ du sang a toujours été de — 0,56 et au-dessus.

Dans les néphrites interstitielles chroniques, on s'ac-

[1] Winter, *Soc. biol.*, 27 juin 1896, p. 692.

[2] Carrion et Hamon, *Soc. biol.*, 25 juillet 1896, p. 863.

[3] Communic. au Congrès de Paris, 1900. Voir *Presse méd.*, 11 août 1900, p. 107.

[4] Achard, *Soc. méd. des hôp.*, 9 oct. 1903, p. 1001 (Discussion Widal et Achard).

[5] Bernard, *Rev. de méd.*, nov., déc. 1903, p. 914.

corde à reconnaître nne hyperconcentration du sérum sanguin.

Ces faits, s'ils étaient bien prouvés, pourraient avoir de l'importance, car Bousquet fait remarquer que « le sang peut être hyperosmotique à un haut degré s'il n'existe que peu ou pas d'œdème alors que, chez les malades peu atteints, si surtout l'infiltration est accentuée, il y a peu d'élévation [1].

Mais la correspondance n'est pas aussi nette entre les variations de la tension osmotique et l'existence ou l'absence d'œdème. Achard et Lœper ont montré, et nous avons nous-même une observation typique (obs. XV, où chez un homme complètement anasarqué, deux examens cryoscopiques du sang nous ont donné : $\Delta = -$ 0, 64 et — 0, 68), que chez les brightiques du type enflé et ceux du type sec, on pouvait indifféremment « trouver la concentration du sang soit au-dessus, soit au-dessous de la normale. Et, chez le même sujet, l'apparition d'un œdème peut ne pas modifier le point cryoscopique du sérum [2] ».

Ceci va encore à l'encontre de l'opinion de M. Bernard, pour qui l'œdème résulte d'une « méiocrasie sanguine » qui, provoquant une rupture de l'équilibre osmotique entre le sang et la lymphe, attire l'eau du sang vers les liquides interstitiels, suivant les lois générales de l'osmose.

L'hyper- ou l'hypo-concentration du sérum ne suffit donc pas à expliquer l'œdème : il faut qu'il y ait réten-

[1] Bousquet, thèse, Paris, 1899.

[2] Achard, *Soc. méd. des hôp.*, 31 juillet 1903, p. 980.

tion des chlorures au sein des tissus. C'est progressivement que s'est dessinée et précisée l'importance que le chlorure de sodium prend sur l'hydratation des tissus et la production de l'œdème.

A la suite d'injections intra-veineuses de solutions salines à divers titres, Hallion et Carrion constatent que « les injections les plus concentrées étaient celles qui provoquaient le plus volontiers des œdèmes et notamment des œdèmes aigus du poumon, tout à fait semblables à ceux qu'on décrit chez l'homme (dans les néphrites, l'aortite, etc.[1]) ».

Pugliese, de Bologne, soumettant au jeûne plusieurs chiens de conditions semblables, donnant aux uns de l'eau seule, aux autres de l'eau et, en supplément, une certaine quantité de sel de cuisine, remarque très nettement que ces derniers perdent moins en poids, qu'ils éliminent avec leurs urines une quantité plus faible d'eau et que, d'une façon constante, leurs organes sont plus hydratés que ceux des chiens témoins[2]. La relation est évidente : l'ingestion de chlorure de sodium a provoqué de la rétention saline, de l'hydratation des tissus, de l'augmentation de poids.

Tous ces faits s'expliquent depuis qu'Achard et Lœper ont insisté sur les actes régulateurs qui fixent la composition du sérum sanguin[3].

Le sang tend à garder une composition à peu près invariable. Qu'une cause quelconque, l'injection d'une

[1] Carrion et Hallion, *Soc. méd. des hôp.* 31 juillet 1903, p. 980.

[2] Pugliese, *Archives italiennes de biol.*, 1902, p. 129.

[3] Achard, *Presse méd.*, 18 sept. 1901, p. 133.

solution hypo- ou hypertonique, par exemple, vienne à modifier sa constitution, l'équilibre un moment troublé se rétablit promptement; mais il se rétablit grâce à une série d'émonctoires, dont le rein constitue le plus important, qui lui permettent d'évacuer à l'extérieur les substances étrangères ou introduites en excès. Si, à un moment donné, le rein faiblit à sa tâche, l'insuffisance des autres émonctoires, tels que les glandes sudoripares, mammaires, lacrymales, etc., oblige le sang à chercher une autre voie de dérivation; et cette voie, il la trouve immédiatement à sa portée : c'est le plasma interstitiel, le milieu intérieur de Claude Bernard.

D'après cela, il est facile à Achard d'édifier sa théorie pathogénique de l'œdème brightique. Les substances déversées dans les tissus, les chlorures en particulier qui sont très hygroscopiques, ne peuvent y séjourner que dilués à un certain degré, en vertu de la fixité de concentration moléculaire des diverses humeurs de l'organisme. Il se produit donc un appel d'eau vers les tissus qui aboutit à l'œdème. « La pathogénie de l'œdème est liée à la régulation du sang. »

C'est donc un fait expérimentalement établi : la rétention de sel entraîne une rétention d'eau et, par suite, provoque l'apparition de l'œdème.

La clinique nous en fournit de nombreux exemples.

Reichel[1] montre que, chez les brightiques, la résorption d'un œdème est particulièrement longue. Alors que chez les individus sains et les cardiaques la boule

[1] Reichel, *Centralb. für innere Med.*, oct. 1898.

d'œdème qui suit l'injection sous-cutanée d'une solution physiologique de chlorure de sodium ne met que quelques heures chez les premiers, quelques jours chez les seconds à disparaître ; chez les néphritiques, elle peut demander de quinze à vingt jours.

Chauffard[1] rapporte que chez un ictérique en état de rétention chlorurée, une médication intensive par le sérum artificiel par voie sous-cutanée ou rectale produisit au lieu de la diurèse attendue une diminution du taux des urines et une augmentation du poids corporel ; en même temps apparut un œdème de la face semblable à celui des néphrites aiguës, bien qu'il n'y eût pas trace d'albuminurie.

Plus récemment, Strauss[2] a publié des observations où la rétention des chlorures s'est manifestement accompagnée d'œdème.

Mais il faut arriver aux retentissantes communications de MM. Widal et Lemierre[3] pour voir bien mettre en évidence l'action du chlorure de sodium ingéré en excès chez les brightiques, et se préoccuper des effets nocifs qu'il peut produire sur leur organisme.

A sept malades, ils font ingérer une quantité connue : 10 grammes de sel de cuisine par vingt-quatre heures et l'épreuve est continuée plusieurs jours consécutifs.

Chez les deux premiers atteints de néphrite à prédominance épithéliale, l'œdème qui avait presque totalement disparu sous l'influence du repos et du régime

[1] Chauffard, *Sem. méd.*, 11 août 1900, p. 213.

[2] Strauss, *Therap. der Gegenwort*, mai 1903.

[3] Widal et Lemierre, *Soc. méd. des Hôp.*, 12 juin 1903, p. 678.

lacté augmente dans des proportions considérables avec la chloruration alimentaire : des crises épileptiformes surviennent même chez le second, en rapport avec un œdème cérébral concomitant. La rétention des chlorures est partielle dans le premier cas, totale dans le second ; le poids augmente parallèlement, attestant d'une rétention d'eau évidente. La suppression du chlorure de sodium entraîne la disparition de tous ces phénomènes. La relation est donc indiscutable.

Chez un troisième malade atteint de néphrite également épithéliale, l'ingestion des chlorures ne produit à aucun moment d'œdèmes, ni de troubles d'aucune sorte. Le chlorure n'est pourtant pas éliminé proportionnellement, mais chez lui l'épreuve a, d'après M. Widal, *surpris l'organisme en état de déchloruration*, et peut-être que, continuée plus longtemps, elle aurait provoqué des phénomènes semblables aux précédents quand les tissus auraient eu réparé les pertes en chlorure de sodium qu'ils avaient faites auparavant.

Enfin, chez quatre artério-scléreux, l'ingestion d'un supplément de Na Cl est suivie d'une élimination considérable de ce sel et n'a donné lieu à aucun trouble.

Dans une observation minutieusement conduite, MM. Widal et Javal[1] rapportent un cas nouveau de néphrite épithéliale, dans lequel, en faisant varier neuf fois la chloruration du régime, ils provoquent tantôt la rétention des chlorures avec hydratation des tissus, manifestée par l'apparition de l'œdème et l'augmenta-

[1] Widal et Javal, *Soc. méd. des Hôp.*, 26 juin 1903.

tion de poids, tantôt la décharge des chlorures avec perte de poids et disparition de l'œdème.

A Lyon, M. Jules Courmont[1] présente à la Société médicale des Hôpitaux des observations confirmatives de celles de M. Widal. Dans trois cas de néphrite aiguë ou subaiguë, le chlorure de sodium ingéré en excès ou introduit à haute dose par voie sous-cutanée a été incontestablement nuisible : il a diminué la diurèse, occasionné de l'anasarque, provoqué même des crises d'urémie convulsive.

Les publications se sont multipliées depuis. Les conclusions formulées pour l'œdème brightique ont été étendues bientôt à l'œdème cardiaque, asystolique à la suite des observations de MM. Merklen, Widal Froin et Digne, Vaquez et Laubry.

M. Chantemesse incrimine aussi le chlorure de sodium comme cause de l'infiltration du membre frappé par la phlébite ; Olmer et Audibert, Achard et Paisseau, Chauffard et Widal montrent les effets bienfaisants du régime hypochloruré dans l'ascite d'origine hépatique.

D'après toutes ces observations, sur lesquelles nous n'insistons pas, on peut dire, en définitive, qu'à la base de tout œdème, de tout épanchement, se trouve ne rétention de chlorure de sodium. « Toute hydratation durable de l'organisme est, en règle générale, une hydratation saline, et toute chloruration entraîne aussi l'hydratation. »

[2] J. Courmont, *Soc. méd. des Hôp. de Lyon*, 30 juin 1903 ; *Lyon médical*, 12-19 juillet 1903.

II. Observations personnelles.

Nous nous sommes borné dans ce travail à l'étude de l'œdème brightique et nous apportons aussi quelques faits qui montrent avec quelle facilité un excès de chlorure de sodium en ingestion provoque de l'œdème chez les individus porteurs d'altérations rénales.

Nous exposerons d'abord nos observations, nous réservant plus loin de revenir sur quelques points d'interprétation.

Nos malades ont été soumis à l'épreuve de la chlorurie alimentaire : les urines ont été dosées avant, pendant et après l'épreuve, ce qui nous a permis de déceler la rétention. Toute rétention de sel provoquant une rétention d'eau et par suite une augmentation de poids, nous avons pu apprécier d'une façon assez sensible les variations quotidiennes de l'œdème par la balance. Nous y avons joint dans deux observations la mensuration des membres œdématiés.

Enfin, nous avons étudié en même temps la perméabilité rénale par la cryoscopie, la complétant dans quelques cas, par l'épreuve du bleu ou de la phloridzine.

Observation IX. — Notre première observation a trait à un jeune homme de dix-huit ans, V... (obs. IX) qui, avec des symptômes de tuberculose pleuro-pneumo-péricardique, présente des urines fortement albumineuses. La cryoscopie montre une lésion rénale associée à une insuffisance cardiaque.

Au moment où nous l'examinons, il est en plein anasarque. L'œdème d'abord périmalléolaire a envahi progressivement les cuisses, le scrotum, la verge, le tronc; s'accompagnant d'épanchements abondants dans les séreuses. Soulagé par l'application des tubes de Southey, une ponction pleurale et une ponction abdominale, le malade se prête plus facilement à notre examen.

Nous fixons à partir du 3 juin son régime alimentaire : 1 litre de lait, un potage au lait, quelquefois une cuisse de poulet; en somme, une alimentation très restreinte. Comme boisson, de l'infusion de thé dans la journée. Le 3, 4, 5, 6, l'état est stationnaire, les chlorures s'éliminent peu (2,08 par jour); les œdèmes cependant n'ont pas reparu.

6 juin. — 10 grammes de chlorure de sodium dissous dans 100 centimètres cubes d'eau distillée. Diarrhée légère; soif très vive : 1 litre de tisane en supplément. Volume des urines = 300 cc. On ne note encore rien au point de vue clinique.

7 juin. — Deuxième dose; pas de diarrhée; oligurie persistante; soif toujours très vive. *L'œdème apparaît au scrotum.*

8 juin. — Le malade vomit son sel. *L'œdème continue à augmenter.* Il envahit la verge; les membres inférieurs augmentent manifestement de volume.

Il a donc suffi de deux jours de chloruration pour faire réapparaître l'œdème. La rétention des chlorures est évidente. Son élimination n'atteint que 2gr.85, 2gr.89 pro die pendant les deux jours d'épreuve.

Continuons l'observation ; le 8 juin, on prescrit de la théocine. Immédiatement, les 9, 10, 11, crise polyurique avec décharge de chlorures. Le taux du chlorure de sodium passe de 2 grammes en moyenne à 5, 6, 8 grammes par vingt-quatre heures. La quantité retenue n'est pas toute éliminée, il est vrai, mais cette décharge partielle suffit à produire une disparition progressive des œdèmes, si bien que le 15 juin, les tubes de Southey, appliqués uniquement dans le but de pouvoir renouveler une analyse chimique des sérosités, ne donnent qu'une quantité insignifiante de liquide.

Donc, nouveau parallélisme : *décharge de chlorures, disparition complète des œdèmes.*

Et cependant les tissus retiennent encore une certaine quantité de chlorures, comme le prouvent les analyses faites sur des liquides d'œdème des membres inférieurs recueillis avant et après l'épreuve.

4 jours avant $\Delta = -0{,}54$, chlorure de sodium par litre 4,95

7 jours après $\Delta = -0{,}58$, chlorure de sodium par litre 6,4.

Si l'on ne peut tenir compte de l'augmentation de la concentration moléculaire qui est très variable, il est intéressant tout au moins de noter que la teneur en chlorure de sodium s'est élevée de 1,45 par litre, sous l'influence de la chloruration.

En résumé cette observation est une preuve du rôle que joue le chlorure de sodium dans la production de l'œdème. Sous l'influence d'une chloruration et d'une déchloruration successives, nous assistons à une augmentation et une disparition parallèles de l'œdème. Il faut reconnaître que nous opérions sur un sujet particulièrement sensible du fait de ses œdèmes antérieurs, un organisme en équilibre instable, qui a chancelé à la moindre atteinte.

Notre deuxième observation est peut-être incomplète. Nous n'y avons pas apporté la technique beaucoup plus précise des pesées quotidiennes et nous nous en sommes tenu à l'examen clinique contrôlé à espaces éloignés par la balance.

Observation I. — Il s'agit d'une jeune femme, S... (obs. I), atteinte de néphrite gravidique qui présente une élimination légèrement retardée du bleu de méthylène, une glycosurie phloridzique normale, une cryoscopie indiquant un schéma peu marqué, mais continu d'insuffisance rénale.

Elle est soumise au régime lacté auquel elle ne fait que de très rares infractions. Pendant une première période de six jours, le chiffre moyen des chlorures éliminés est de 4 gr. 77 *pro die*. L'état est stationnaire. *Pas d'œdème* cliniquement apparent.

Pendant trois jours, 10 grammes de chlorure de sodium en supplément. Un peu de diarrhée le second jour. Soif très vive : elle boit 1 litre de tisane en plus. Les chlorures augmentent dans l'urine, mais pas proportionnellement, car elle n'élimine qu'une moyenne de 8 gr. 38 par vingt-quatre heures. Il faut tenir compte de ce que la diarrhée a pu entraîner ; mais elle n'a duré qu'un jour et ne peut vicier beaucoup les résultats. Il y a donc *rétention partielle.*

Après trois jours d'épreuve, la malade revient à son régime antérieur ; les chlorures retombent immédiatement au taux ordinaire qui est de 4 gr. 68 *pro die*. La moyenne journalière passe donc de 4 gr. 77 avant l'épreuve, à 8 gr. 38, alors qu'elle ingère cependant 10 grammes de chlorure de sodium en supplément, pour retomber à un chiffre sensiblement égal après l'épreuve, 4 gr. 68.

Les chlorures n'ont donc augmenté pendant l'épreuve que d'une quantité notoirement insuffisante et la rétention n'est pas douteuse.

Comment sous son influence ont varié l'hydratation et le poids de la malade. Nous n'avions pas à ce moment (décembre 1902), l'attention suffisamment attirée sur cette question pour pouvoir affirmer que l'œdème ait apparu. Mais, ce que nous n'avons su noter, la malade elle-même l'a remarqué, et nous croyons que son affirmation dégagée d'idées préconçues n'en a que plus de valeur. Elle attire, en effet, notre attention sur son état ; elle se voit avec peine engraisser, nous dit-elle, le 26 (l'épreuve est terminée depuis le 25). Cette imbibition latente, cette phase de précœdème signalée par Widal, est nettement prouvée par les pesées malheureusement trop espacées que nous avons faites.

4 jours avant le début de l'épreuve . . .	54,7
4 jours après la fin de l'épreuve	57,6
4 jours plus tard	56,3

Sous l'influence de la chloruration le poids augmente de 2 k. 900, et il faut remarquer que la deuxième pesée n'est faite que quatre jours après la fin de l'épreuve, que le poids a déjà dû diminuer. La différence eût été certainement plus grande les premiers jours. A mesure, en effet, que le chlorure de sodium s'élimine, la déshydratation se fait, si bien que quatre jours après le poids a diminué de 1 k. 300.

Voilà donc encore une malade chez qui le parallélisme de l'augmentation du poids et de la rétention des chlorures est bien en rapport avec l'idée d'un œdème presque latent qui se serait produit sous l'influence de la chloruration.

Les variations sont beaucoup plus nettement appréciables chez le malade qui fait l'objet de la troisième observation.

Observation VI. — C'est un homme de cinquante-deux ans, B... (obs. VI), d'aspect assez bien portant quoique un peu amaigri, éthylique, qui entre à l'hôpital pour de l'œdème des jambes ayant débuté il y a huit jours.

Du 15 au 28 juillet, tant que dure la période d'observation, il est soumis à un régime fixe : 2 litres de lait, 2 potages au lait. Mais il s'en écarte souvent malgré toutes nos recommandations. Nous verrons, par la suite, que puisqu'il s'agit de rétention bien nette, nos conclusions restent valables.

Pendant une première période de cinq jours, il élimine une moyenne de 5 grammes de chlorure de sodium par vingt-quatre heures. Nous ne pouvons la comparer à la quantité ingérée que nous ne connaissons pas exactement; cependant la rétention ne doit pas être considérable ; son poids passe de 55 kg. 3 à 56 kilogrammes, soit une augmentation de 700 grammes. L'œdème ne se manifeste cliniquement pas.

21, 22, 23 juillet. — Ingestion de 10 grammes de chlorure de sodium en supplément. Quelques vomissements; diarrhée légère. L'état général est bon : pas de dyspnée, pas d'oppression. A la vue l'œdème n'augmente que très peu.

Cependant la quantité de chlorure de sodium éliminée ne varie que d'une façon insignifiante sous l'influence de la chloruration. Elle était de 4 gr. 50 avant ; s'élève à 5 gr. 49 pendant, et revient à 4 gr. 38 après l'épreuve. A aucun moment, pendant tout le temps, du moins, que nous l'avons examiné, nous n'avons observé de décharge de chlorures.

LÉGENDE EXPLICATIVE

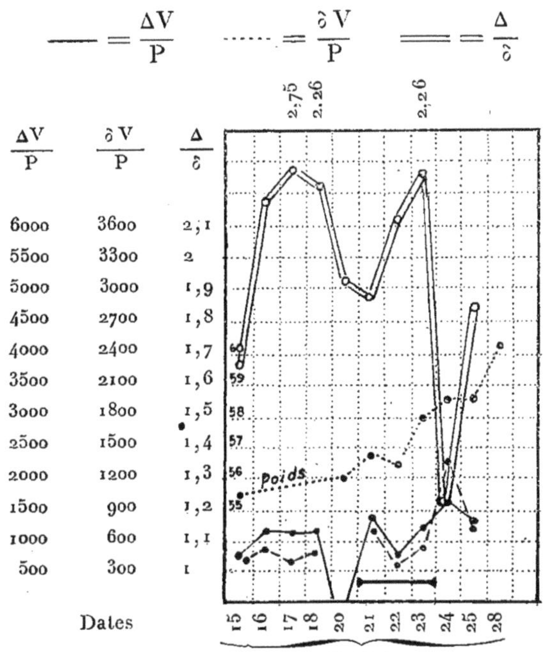

En somme : *rétention complète, avec œdème* peu marqué à la vue, mais bien mis en évidence par les pesées quotidiennes.

Nous avons vu que dans la période qui précédait l'épreuve, le poids ne s'était élevé que de 700 grammes en cinq jours. Sous l'influence de l'hyperchloruration, nous le voyons monter rapidement de 56 kilogrammes à 60 k. 300, soit 4 k. 300 en sept jours. La lecture des courbes est significative, celle des poids augmente d'une façon progressive.

Nous rapportons, ci-dessous, les résultats fournis par la mensuration des membres œdématiés. Ils sont loin d'avoir toute l'exactitude rigoureuse des pesées.

	Dates	Jambe droite	Jambe gauche	Cuisse droite	Cuisse gauche
	—	—	—	—	—
Épreuve de la chlorurie.	22 juillet. .	31	31	38	38
	23 — . .	33	31	38	38
	24 — . .	35	33	40	38
	25 — . .	33,3	31,5	38,8	38,5
	28 — . .	33,4	31,8	40	40,2

Ils nous montrent, cependant, que l'œdème augmente progressivement d'une façon parallèle au poids.

Ainsi, chez ce malade, la rétention presque complète des chlorures s'est accompagnée d'une augmentation progressive et considérable du poids, en relation avec une hydratation marquée des tissus, bien que l'œdème ait été peu apparent. Nous n'avons malheureusement pas pu suivre assez longtemps l'influence du régime hypochloruré, qui a suivi et faire la contre-épreuve de cette expérience.

Cette contre-épreuve est tout à fait concluante chez la malade de notre quatrième observation.

Observation II. — C'est une jeune femme de vingt-quatre ans, M... (obs. II), qui entre avec de l'œdème des jambes, un épanchement ascitique et pleural, dont l'examen cytologique montre la nature mécanique. L'épreuve du bleu de méthylène donne une glaucurie anormale, polycyclique discontinue; la glycosurie phloridzique est normale : les urines sont hypotoxiques et la cryoscopie donne un schéma caractéristique d'insuffisance rénale.

Nous avons étudié cette malade du 4 au 22 juillet. Son

LÉGENDE EXPLICATIVE

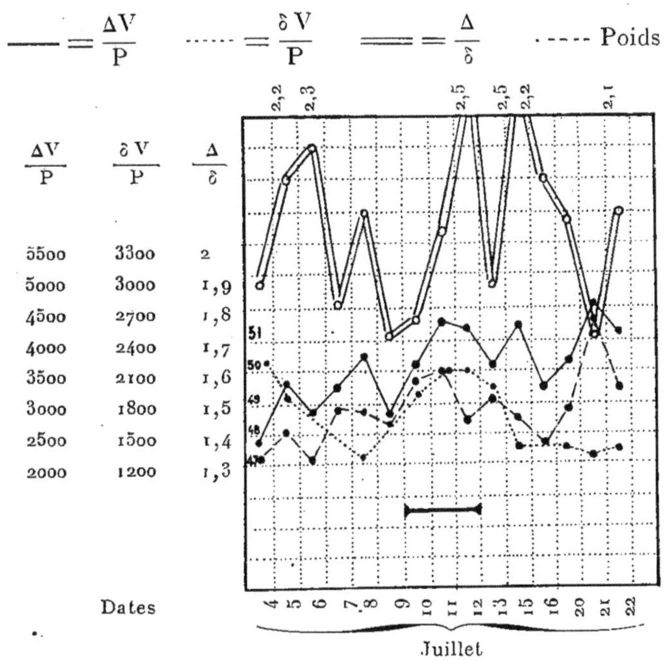

régime est fixe et comprend 2 litres de lait, 2 potages au lait et 2 œufs.

Pendant une première période d'hypochloruration qui dure du 4 au 9 juillet inclusivement, c'est-à-dire cinq jours, le chiffre moyen des chlorures urinaires est de 12 gr. 49 ; celui des chlorures ingérés de 9 gr. 14 environ, soit une déchloruration journalière de l'organisme de 3,35 et en cinq jours de 16 gr. 75. L'œdème noté à l'entrée diminue, l'ascite est moins marquée; le poids tombe de 50 k. 2 à 47 k. 2, diminuant de 3 kilogrammes en cinq jours.

10, 11, 12 juillet. — Ingestion journalière de 10 grammes de chlorure de sodium ajoutés à son régime. La malade éprouve une soif très vive et boit environ 1 litre de tisane en supplément. L'œdème qui avait presque disparu augmente nettement aux membres inférieurs, l'ascite est plus facilement perçue.

Pendant ces trois jours, le poids s'élève de 2 kg. 800. La rétention du chlorure de sodium est manifeste sous l'influence de la chloruration. Le taux des chlorures éliminés augmente cependant, mais il n'est pas proportionnel à celui des chlorures ingérés. Si l'élimination du sel a été incomplète pendant la période d'expérience, elle s'est continuée dans la suite après la suppression de l'épreuve. Le taux moyen des chlorures atteint 15 gr. 8 par vingt-quatre heures ; la déchloruration de l'organisme est évidente. Il se produit parallèlement une déshydratation rapide, l'œdème diminue, le poids retombe presque à sa valeur primitive, 47 kg. 5, diminuant en six jours de 2 kg. 5.

En résumé, chez cette malade, pendant trois périodes successives, l'hydratation et la déshydratation des tissus, bien mises en évidence par la balance, ont toujours marché de pair avec la chloruration et la déchloruration de l'organisme. Des variations très considérables de poids se sont faites dans un espace de temps très restreint, prouvant avec quelle sensibilité parfois, l'organisme réagit à l'ingestion de chlorure de sodium en excès.

L'observation suivante est une preuve de cette susceptibilité, et nous verrons quelles doses insignifiantes de chlorure de sodium, chez ce malade, ont fait varier l'œdème dans des limites considérables.

Observation XI. — Il s'agit d'un homme de cinquante-trois ans, C... (Obs. XI), qui entre à l'hôpital pour de l'oppression, de l'œdème des jambes et une albuminurie très marquée. La cryoscopie révèle une insuffisance rénale accompagnée d'une diminution de l'activité cardiaque.

A partir du 8 juillet, nous examinons le malade qui est soumis à un régime fixe comprenant 2 litres de lait, un potage au lait, une bouteille d'eau alcaline c'est-à-dire en chlorures, 5 gr. 92 environ, 6 grammes en chiffre rond. A ce moment, l'état du malade est relativement satisfaisant, pas d'oppression, seulement un léger œdème des jambes.

Pendant une première période de sept jours de régime hypochloruré, le malade qui ingère 6 grammes de sel environ, n'en élimine que 1 gr. 37 en moyenne. Soit une rétention journalière de 4 gr. 63 et pour sept jours de 32 gr. 41. Bien que cliniquement son état reste stationnaire, on note par la balance une hydratation progressive des tissus, car son poids augmente de 2 kg. 3 pendant cette période. C'est la phase d'œdème encore latent, de « préœdème ».

Un essai de chloruration, le 16, échoue. Le malade vomit chaque cachet dix minutes environ après son ingestion. On peut supposer cependant qu'une certaine partie a été absorbée et retenue, car la courbe des poids s'élève d'une façon beaucoup plus rapide et le malade gagne 2 kg. 4 en trois jours.

Nous reprenons l'épreuve le 21, en administrant cette fois le sel en solution ; nous ne la continuons que pendant deux jours, le malade se refusant à juste titre de s'y soumettre plus longtemps. Son état, en effet, s'aggrave rapidement sous l'influence de la chloruration. L'oppression, la dyspnée sont fortement accrues. L'œdème apparaît au scrotum, envahissant successivement la verge, les lombes, et forme à l'abdomen un gros bourrelet sous-ombilical. L'ascite est très facilement perçue, alors qu'elle manquait auparavant ou du moins n'était pas appréciable.

Son poids augmente de 2 kg. 2 en deux jours. Quant aux chlorures, malgré l'ingestion supplémentaire de 10 grammes de sel, ce qui porte à 16 grammes la quantité absorbée chaque jour, leur élimination n'atteint qu'une moyenne de 1 gr. 12. La rétention est donc considérable.

A partir du 23, le malade revient à son régime hypochloruré. L'élimination n'augmente d'abord pas : oligurie et hypochlorurie, mais elle apparaît bientôt sous l'influence de la théobromine qu'on prescrit au malade. Les urines passent de 250 à 1650 centimètres cubes par vingt-quatre heures, le taux des chlorures s'élève aussi sans atteindre cependant la quantité ingérée; l'état s'améliore, l'œdème diminue rapidement sans disparaître complètement. Le poids s'abaisse enfin et, de 62 kg. 3 revient à 58 kg. 280, soit une différence en cinq jours de 4 kg. 020.

Les mensurations pratiquées presque journellement montrent assez nettement cette diminution progressive de l'œdème.

OBS. XI. — C... LÉGENDE EXPLICATIVE

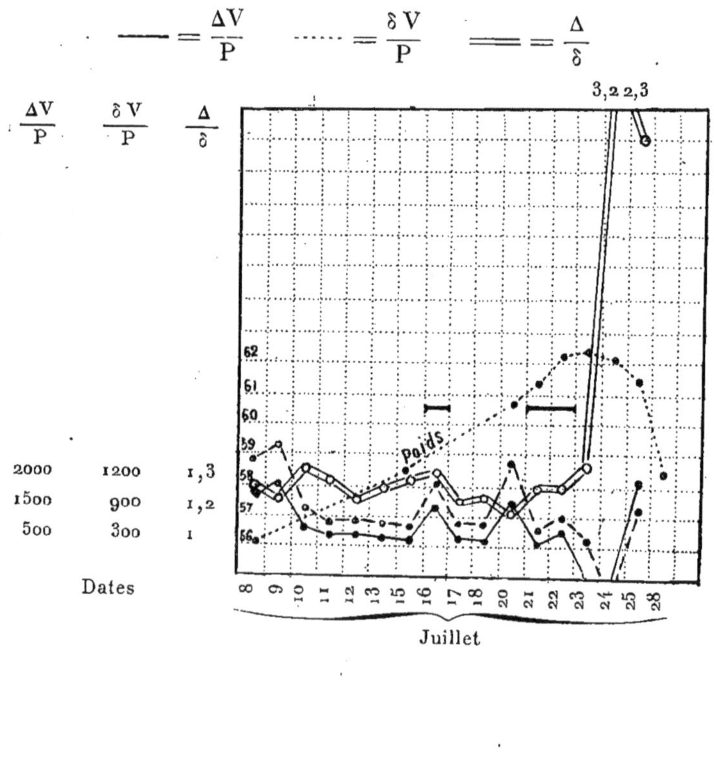

	Dates	Jambe Droite	Jambe Gauche	Cuisse Droite	Cuisse Gauche
	—	—	—	—	—
Epreuve de la chlorurie	22 juillet.	25	26	46	48
	23 —	26	26	47	48
	25 —	25	25	47	47
	25 —	25,6	26,8	45,2	46,5
	28 —	25,4	26,3	44,2	45,5

Aux jambes, la diminution est moins marquée qu'aux cuisses où elle est manifeste.

En résumé, cette observation montre bien quelle influence a eue la rétention du chlorure sur la marche de l'œdème.

1re Période. — Régime hypochloruré : pourtant, ré tention des chlorures ; élévation progressive mais lente du poids ; état stationnaire.

2e Période. — Régime hyperchloruré : rétention complète des chlorures ; augmentation très rapide du poids ; apparition de troubles divers : œdèmes très étendus, oppression considérable, dyspnée.

3e période. — Retour au régime hypochloruré : décharge partielle de chlorures ; diminution assez rapide du poids et des œdèmes.

Au cours de cette expérience qui a duré quinze jours, le poids du malade a oscillé, comme limites extrêmes, entre 56 et 62 kg. 3, soit une différence de 6 kg. 3.

Toutes ces observations sont parfaitement concluantes. Chez tous les malades dont nous venons de rapporter l'histoire, nous avons, par une hyperchloruration de deux à trois jours, obtenu, sinon une augmentation visible de l'œdème, du moins, un accroissement très net de l'hydratation des tissus, bien mis en évidence par la balance. Chez la plupart de ceux que nous avons pu suivre pendant une assez longue période, nous avons vu comme contre-épreuve à l'expérience, une diminution du poids et de leurs œdèmes sous l'influence du régime déchloruré.

En est-il toujours de même ? Peut-on chaque fois chez un brightique faire apparaître l'œdème par ingestion de sel en excès. Non. Il faut pour M. Widal « que ce sel ait été absorbé au moment où l'organisme est en état de rétention chlorurée. » Nous avons suivi tous nos malades avec assez de soin, à un moment où la question ne s'était pas encore posée, pour en fournir une preuve bien ferme. Mais, chez deux d'entre eux cependant, l'épreuve de la chlorurie alimentaire n'a jamais produit ni œdème, ni troubles d'aucune sorte. Voici leurs observations :

Observation VII. — La première malade, L... (obs. VII) est une femme de cinquante-trois ans, sans antécédents dignes de remarque, qui entre à plusieurs reprises à l'hôpital pour perte des forces, céphalée, vertiges, oppressions, dyspnée, sans œdème du tronc ni des membres, avec des urines un peu albumineuses (0,51 centig. par vingt-quatre heures).

Nous l'examinons du 3 au 15 juillet et, pendant tout ce temps, elle est soumise à un régime uniforme : 3 litres 1/2 de lait, trois potages au lait, ce qui correspond à 11 grammes en moyenne de chlorures ingérés par vingt heures.

Pendant les sept premiers jours, il se produit par les urines une décharge de chlorures retenus avant son entrée à l'hôpital, alors qu'elle était au régime alimentaire ordinaire. Cette rétention avait provoqué les phénomènes d'oppression, de dyspnée notés à l'arrivée. Elle élimine pendant cette période une moyenne de 12 gr. 25 *pro die*. En la comparant à la moyenne ingérée, on note un excès de l'élimination, faible peut-être, mais suffisant pour expliquer qu'en même temps son poids diminue de 59 kg.3 à 58 kg.5 en cinq jours, soit 800 grammes.

Les 10, 11, 12 juillet : 10 grammes de chlorure de sodium en supplément, ce qui porte à 21 gr. 05 la quantité de chlorures ingérés par jour.

A aucun moment on ne note de diarrhée. L'état est satisfaisant; l'oppression n'augmente qu'à peine; pas de râles fins aux bases, pas de congestion, pas d'hytrothorax. Aux membres inférieurs. l'œdème n'apparaît pas.

Pendant ces trois jours, elle élimine une moyenne de 21 gr. 22. Il n'y a donc pas de rétention. La balance nous conduit à la même conclusion. La courbe de poids n'esquisse qu'une élévation très discrète qui, le troisième jour, s'affaisse déjà, trop faible pour ne pas échapper à certaines causes d'erreur.

En résumé : absence de rétention : pas d'œdème révélé cliniquement ni expérimentalement par les pesées quotidiennes.

L'observation suivante, sur laquelle nous avons déjà insisté dans un chapitre précédent, est caractéristique.

Observation V. — C'est celle de C... (obs. V), chez qui les différentes méthodes d'exploration de la fonction rénale ont révélé une imperméabilité rénale très accusée. A deux reprises différentes, nous la soumettons à l'épreuve de la chlorurie alimentaire.

La première a lieu les 10, 11, 12 janvier ; pendant ces trois jours, le malade ajoute à son régime, qui reste immuablement fixe, 10 grammes de chlorure de sodium en supplément. Comme termes de comparaison. prenons la qualité de chlorures pendant les six jours qui ont précédé l'épreuve ; ils atteignent 151 gr. 04. Sous l'influence de la chloruration, le chlorure de sodium augmente immédiatement et cette élimination exagérée se continue trois jours encore après l'épreuve, atteignant pendant ses six jours : 201,36, c'est-à-dire un excès sur la sizaine précédente de 50,32. En soustrayant les 30 grammes introduits par l'épreuve, il reste une augmentation réelle de 20 gr. 32 et nous ne comptons pas le chlorure éliminé par la diarrhée. Les six jours suivants, l'élimination revient à son taux normal : 158 gr. 2.

L'épreuve n'a produit qu'un jour de diarrhée. A aucun moment, nous n'avons pesé le malade, mais nous pouvons affirmer que l'œdème n'a jamais apparu, que notre malade réalisait « le type sec » des brightiques dans toute l'acception du mot.

Depuis le 24 janvier, il est mis au régime lacté : 2 litres de lait ; trois potages au lait ; un morceau de pain de temps à autre. Les chlorures rendus chaque jour diminuent d'une façon générale avec un régime hypochloruré, mais conservent cependant des valeurs exagérées : il élimine, en effet, une moyenne de 15 à 20 grammes par jour, alors qu'il n'absorbe à peine que 6 à 7 grammes, mettons même 10 grammes. Une deuxième épreuve pratiquée à ce moment donne les résultats suivants :

Chlorures éliminés dans les cinq jours précédant l'épreuve	73,6
Chlorures éliminés dans les trois jours d'épreuve, plus deux jours suivants	94,8
Soit une différence de	21,2

et, comme le malade a ingéré 30 grammes de plus, il reste un déficit de 9 grammes ; mais qui n'a guère de valeur si l'on songe que pendant l'épreuve, le malade a eu deux jours de diarrhée qui ont pu éliminer même au delà de cette quantité. Pendant toute la durée de la chloruration, pas la moindre trace d'œdème ou d'hydratation des tissus.

Ainsi voici un malade qui, sous l'influence du régime ordinaire d'hôpital, régime qui lui était sévèrement mesuré à cause de sa lésion rénale, élimine d'une façon journalière une moyenne de 25 à 26 grammes de chlorures ; il est certain qu'en ce moment son alimentation ne les lui fournit pas et que, d'une façon continue, il se déchlorure. On lui donne l'occasion de récupérer le sel qu'il a perdu, en ajoutant pendant trois jours à son alimentation un excès de chlorure. Contrairement à ce que l'on pouvait prévoir, il élimine non seulement la quantité supplémentaire, mais encore une proportion bien supérieure. Il se produit, sous l'influence de la chloruration, une véritable décharge de chlorures dépassant de beaucoup la quantité absorbée. Il y a chez ce malade quelque chose d'analogue à ce que l'on retrouve chez le diabétique : celui-ci laisse échapper le sucre de ses tissus ; celui-là est dans l'impossibilité de fixer le sel qu'on lui fournit.

La prescription du régime lacté n'apporte que peu de modifications aux résultats précédents : il continue à se déchlorurer, à se dessécher d'une façon constante. Très pâle, très anémique, il s'achemine vers une cachexie de plus en plus profonde.

III. Considérations sur les observations précédentes.

Plusieurs constatations se dégagent de la lecture de ces observations.

D'abord, sur sept malades, cinq fois par une chloruration de deux à trois jours, nous avons provoqué de l'œdème, visible ou latent, décelé par la balance, coïncidant chaque fois avec une insuffisance plus ou moins marquée, mais non douteuse de l'élimination des chlorures. Deux fois, l'épreuve s'est accompagnée d'une chlorurie suffisante, et ces deux fois, nous n'avons observé ni variations de poids, ni œdème, ni troubles d'aucune sorte.

Les œdèmes apparaissent donc lorsqu'il y a diminution des chlorures éliminés ; ils s'atténuent ou disparaissent lorsqu'on oppose à cette hypochlorurie, une alimentation pauvre en chlorures.

D'autre part, il n'y a pas de correspondance évidente entre l'élimination de la rétention de sel et le degré plus ou moins grand de la perméabilité rénale. Ainsi, parmi les cinq malades qui ont fait de l'œdème par rétention de chlorures, il en est au moins deux, (obs. I et II) dont la perméabiilté était à peine diminuée avec les diverses méthodes d'exploration (bleu, phloridzine, cryoscopie) et, inversement, parmi les deux autres qui n'ont fait ni rétention ni œdème, s'en trouve un (obs. V) dont la perméabilité éprouvée à plusieurs reprises par la cryoscopie, le bleu, la phloridzine, le salicylate de soude, s'est montrée presque complètement abolie.

Enfin, ces observations montrent une production ou une augmentation de l'œdème préexistant, avec des quantités très faibles de chlorure de sodium. L'organisme présente chez ces malades une réaction particulièrement sensible à l'ingestion de sel en excès.

Il reste à fixer maintenant par quel mécanisme se produit l'hydratation des tissus chez un brightique qui fait de la rétention chlorurée, à élucider le mode pathogénique de cet œdème.

Nous ne referons pas l'histoire des théories si nombreuses qui, depuis Bright jusqu'à Cohnstein[1], Théau-

[1] Cohnstein, *Arch. de Phys.*, 1895.

lon[1] (1896), ont cherché à établir la pathogénie de l'œdème brightique ; leur nombre, même, suffit à prouver que pas une encore n'est satisfaisante et capable de rallier tous les cas observés en clinique. Depuis ces dernières années, depuis l'introduction dans l'appréciation des phénomènes intimes de la vie organique, des notions de concentration moléculaire, d'équilibre isotonique, il semble que l'on doive approcher de la solution du problème. Mais nous ne nous dissimulons pas que le phénomène est complexe et qu'il est nécessaire de tenir compte de plusieurs facteurs (vices de nutrition des cellules, troubles circulatoires et rénaux) difficiles encore à déterminer. Ce que l'on peut dire, c'est qu'en définitive « toute hydropisie reconnaît, comme une des causes nécessaires à sa formation, la rétention des chlorures dans les tissus[2]. »

En dehors des troubles de la circulation, du facteur cardiaque, sur lequel nous avons longuement insisté dans la première partie de ce travail, et dont tout le monde s'accorde à reconnaître l'importance, deux opinions différentes ont été émises pour expliquer la formation de l'œdème brightique.

Pour M. Widal[3], M. Claude[4], c'est un fait bien démontré que la rétention du sel dans l'organisme découle d'une imperméabilité plus ou moins accusée du rein et que « les autres causes ne sont qu'hypothétiques et en tous cas accessoires. »

[1] Theaulon, thèse, Lyon, 1896.
[2] Achard et Paisseau, *Soc. méd. des hôp.*, 6 nov. 1903, p. 1165.
[3] Widal, *Soc. méd. des hôp.*, 31 juillet 1903, p. 990.
[4] Claude et Mauté, *Soc. méd. des hôp.*, 26 juin 1903, p. 767.

M. Achard[1], au contraire, considère l'action primitive des tissus comme prédominante, que ce soit « un appétit particulier des cellules pour le sel, comme on l'a prétendu, ou un trouble de la nutrition des tissus ».

Nous serions plutôt disposé à nous rattacher à cette seconde théorie et à ne pas faire du rein la condition exclusive de la rétention du sel.

Tout d'abord, M. Widal a insisté sur ce fait que l'œdème ne se produit que « chez certains brightiques d'un type déterminé » à lésions surtout épithéliales, et non chez les malades atteints de néphrite interstitielle chronique. Il admet donc l'imperméabilité du rein dans les néphrites à prédominance épithéliale. Or, rien n'est moins sûr. M. Bard[2], s'appuyant sur une série d'arguments et de constatations, a montré « la conservation et même l'exagération de la perméabilité rénale au cours des néphrites épithéliales » et récemment M. Bernard[3], reprenant et confirmant dans un nouveau travail les conclusions de sa thèse, arrive à cette proposition que la néphrite épithéliale, excepté les néphrites aiguës, présente des reins perméables, tandis que dans les néphrites interstitielles l'imperméabilité rénale est la règle.

Pour prouver encore que le rein seul est bien en cause, il faudrait que l'hypochlorurie observée corresponde à une augmentation des chlorures du sang. Est-

[1] Achard, *Soc. méd. des hôp.*, 31 juillet 1903, p. 981.
[2] Bard, *Gaz. Hebd.*, 27 mai 1897 ; *Arch. gén. de méd.*, 1898.
[3] Bernard. *Rev. de méd.*, nov.-déc. 1903.

ce bien ce qui existe?... MM. Widal et Lesné [1] ont produit des observations de néphrite parenchymateuse où le point de congélation du sérum est abaissé dans des proportions considérables, (— 1.07, — 1.18) et se basent sur ces chiffres pour conclure à la rétention et, bien plus, à la rétention des chlorures.

D'après M. Achard, ces conclusions ne sont pas valables. Elles découlent d'analyses pratiquées sur des sérums plus ou moins troubles, contenant des produits de destruction globulaire qui altèrent la concentration du liquide [2].

M. Bernard [3], d'autre part, a vu d'une façon constante la diminution de la concentration moléculaire du sang ($\Delta = 0{,}56$ et au-dessous) impliquant une perméabilité rénale au moins conservée.

Mais, en admettant même qu'il y ait augmentation de la concentration moléculaire, rien ne prouve qu'elle corresponde à une augmentation du taux des chlorures dans le sang. Richter et Roth [4], Achard et Lœper [5] n'ont pas vu s'élever la quantité de sel du sérum sanguin dans les néphrites expérimentales. Brünner qui a étudié le sang dans trente-trois cas de néphrite parenchymateuse, a constaté une diminution notable des substances solides et, entre autres, des sels de soude. Andral et Gavarret, Harley, Quinquaud, cités par

[1] Widal et Lesné, *Congrès de Paris*, 1900, voir *Pr. méd.*, 21 août 1900, p. 107.

[2] Achard, *Soc. méd. des hôp* , 9 oct. 1903, p. 1003.

[3] Bernard, thèse Paris, 99, p. 914.

[4] Richter et Roth, *Berl. klin. Woschenschr.*, 1899, n°s 30, 31.

[5] Achard, *Soc. méd. des hôp.*, 1903, p. 1009.

Bernard, montrent que dans les néphrites avec anasarque et albuminurie abondante, le taux des matériaux solides dans le sang est considérablement diminué.

Il est donc évident que l'hypochlorurie ne peut être mise sur le compte exclusif d'une imperméabilité rénale. Si le sel n'est pas éliminé en quantité normale, c'est que le sang lui-même qui apporte aux divers émonctoires les substances dont ils doivent débarrasser l'organisme, présente une teneur plus faible en chlorure de sodium, c'est qu'il y a « diminution supra-rénale » des matériaux à éliminer, en d'autres termes qu'il y a rétention primitive au sein des tissus.

M. Widal semble reconnaître du reste que le degré de la perméabilité ne suffit pas à tout expliquer, et, dit-il, « alors que les troubles de l'élimination chlorurée étaient le plus marqués chez nos malades atteints de néphrite épithéliale, l'élimination du bleu de méthylène était restée normale ou presque normale ; chez certains d'entre eux l'élimination de l'urée était même exagérée par rapport aux substances azotées ingérées[1] ». Faut-il voir dans ces phénomènes « une dissociation des troubles de la perméabilité », « un acte de sélection rénale » comme il le prétend.

Nous ne le pensons pas. A moins qu'il s'agisse d'altérations très graves du rein (ce qui n'est pas le cas ici), cette hypochlorurie associée à une élimination normale ou exagérée des substances élaborées éveille plutôt l'idée d'une activité plus grande de l'épithélium tubulaire, amenant d'après la théorie de Koranyi, avec

[1] Widal, *Soc. méd. des hôp.*, 31 juillet 1903, p. 998.

une résorption de NaCl, une élimination proportionnelle des substances azotées. Ce fait ne prouve donc rien en faveur d'une imperméabilité élective du rein.

Nous en sommes donc amené peu à peu à soupçonner autre chose qu'un trouble exclusivement rénal, et M. Widal, bien qu'il s'en défende, et admette « que la cause de la rétention paraît être uniquement aux reins » en conçoit si bien la nécessité qu'à plusieurs reprises et, pour expliquer l'inconstance du phénomène, il invoque entre autres facteurs « l'état de chloruration constamment variable de nos tissus ». Il ajoute que « c'est aux époques de crises de la maladie lorsque sous des influences que nous ne connaissons pas toujours, se succèdent les poussées aiguës, que le sel doit reprendre toute sa puissance[1]. »

N'y a-t-il pas là, implicitement contenu, l'aveu que certaines conditions particulières de l'organisme règlent le taux de l'élimination du chlorure de sodium ?

C'est notre avis que l'activité fixatrice des tissus joue *le rôle le plus important* dans la production de l'œdème et nous nous rattachons en cela à l'opinion que M. Achard défend si ardemment. Mais quelle est la cause exacte qui agit au sein des tissus pour y retenir les chlorures? Nous n'en sommes réduit qu'à des hypothèses.

C'est précisément une hypothèse que nous voudrions soumettre maintenant, hypothèse que soutient notre maître, M. le professeur Teissier, et qui a cet avantage de reposer sur des faits positifs de chimie biologique.

[1] Widal et Javal, *Soc. méd. des hôp.*, 26 juin 1903, p. 745.

On s'est peu préoccupé jusqu'ici dans les communications récentes et nombreuses de la Société médicale des hôpitaux de Paris, des modifications que la molécule de chlorure de sodium pouvait subir dans l'organisme, et on a toujours assimilé ses propriétés *in vivo* à celles qu'il possède *in vitro*. Or, le chlorure de sodium se trouve dans le sang en contact intime avec les albumines circulantes du plasma et, vis-à-vis d'elles, ne reste pas indifférent. On sait depuis longtemps qu'il a une disposition toute spéciale à former avec les matières albuminoïdes des combinaisons plus ou moins lâches.

Nous en trouvons des exemples en dehors de l'organisme vivant. Telle est, par exemple, l'influence qu'exerce la présence du sel sur la coagulabilité de l'albumine acéto-soluble : telle est encore l'action que le sel exerce sur la rétraction ou la non-rétraction de l'urine albumineuse, action qu'ont mise en évidence les recherches de MM. Lépine, Cazeneuve et Rodet.

Ces faits et d'autres encore prouvent que le chlorure de sodium n'est pas neutre à l'égard de l'albumine ; ils ne résultent pas « d'une condition physique d'ordre assez banal », mais au contraire sont la manifestation d'une combinaison chimique, qui donne à la molécule albuminoïde des propriétés nouvelles.

Qui nous prouve qu'il n'en est pas ainsi chez l'être vivant ?

A l'état normal, chez un individu sain, les albumines circulantes sont intactes, la pression artérielle est suffisante, la circulation se fait bien : le sel ingéré passe rapidement dans le sang et, de là, dans l'urine sans avoir de contact assez long avec les albumines dont l'intégrité s'oppose du reste à toute combinaison.

Chez l'individu malade, les conditions sont différentes. Sous l'influence de l'infection, de l'intoxication, des albumines nouvelles ou modifiées circulent, qui forment avec le sel libre dans le sang des combinaisons lâches, présentant des propriétés différant de celles de leurs composants ; et ces combinaisons se produisent d'autant mieux que la circulation plus ralentie, permet un contact plus long entre les deux molécules.

Cette hypothèse, très vraisemblable, trouve une confirmation dans les faits suivants rapportés par R. Marie[1]. On sait que le chlorure de sodium atteint dans nos liquides interstitiels « un taux de dissolution à peu près fixe oscillant aux environs de 6 grammes pour 1000 ». Or, chez un malade en état de déchloruration et de déshydratation, en faisant le bilan des quantités de sel ingérées et excrétées d'une part, et en suivant avec exactitude les variations de poids, d'autre part, il ne trouve aucun « rapport à peu près fixe entre la quantité de chlorure éliminée et la quantité de liquide d'œdème évacuée, représentée par la perte de poids. Inversement, en forçant un malade à la rétention par une hyperchloruration continue, l'augmentation de poids observée ne correspond pas à la quantité d'eau qui aurait été nécessaire pour ramener, au taux de dissolution normale de l'organisme, la quantité de chlorure de sodium retenue.

[1] R. Marie. La rétention des chlorures dans ses rapports avec l'œdème *(Soc. Biol.* 14 nov. 1903, p. 1231).

Il semble donc bien que le sel ne se trouve pas, dans le plasma interstitiel, à l'état de chlorure libre ou circulant, mais à l'état de chlorure fixé sur la molecule albuminoïde, ce qui lui donne sans doute des propriétés particulières.

Pour M. le professeur Teissier, c'est la présence de cette molécule chloruro-albuminoïde qui règlerait la rétention saline et la production de l'œdème.

Dans les infections où l'hypochlorurie est la règle, ce seraient les toxalbumines circulant dans le sang qui fixeraient le sel et provoqueraient la rétention.

Dans les troubles morbides, relevant d'intoxications prolongées, dans les dégénérescences rénales en particulier, ce seraient des albumines très altérées dans leur structure, profondément atteintes dans leurs propriétés qui formeraient avec le sel de nouvelles combinaisons et entraîneraient, de ce fait, l'hypochlorurie.

Pourquoi maintenant « dans les néphrites infectieuses, la scarlatine exceptée, la rétention du chlore s'accompagne-t-elle si rarement d'œdème ? alors que la chloruration provoque si facilement chez les vieux brightiques, avec grosses dégénérations épithéliales, les suffusions séreuses sous-cutanées ou viscérales ? pourquoi les courants osmotiques ne se produisent-ils pas suivant les mêmes règles chez les cardiaques que chez les brightiques œdémateux ou seulement en puissance d'œdème ? » [1].

Sans doute, comme le dit, notre maître il faut encore invoquer la présence de cette molécule chloruro-albuminoïde, dont le poids moléculaire tout différent est capable de changer toutes les conditions de l'osmose.

Ce sont là des phénomènes complexes sur lesquels la lumière n'est pas encore faite, mais « qu'il importe de résoudre d'abord pour arriver à comprendre les lois pathologiques réglant la constitution des œdèmes ». C'est à la chimie biologique d'éclairer cette question si ardue des matières albuminoïdes. Comme le dit M. le professeur Hugounenq : « Elle contient en germe presque toutes les autres et on peut dire sans trop s'avancer que le jour où l'histoire des albuminoïdes sera élucidée dans toutes ses parties, la biologie générale, la physiologie et la pathologie humaines deviendront des sciences exactes [2]. »

[1] J. Teissier, *Lyon médic.*, 20 déc. 1903.

[2] Hugounenq, *Précis de Chimie biologique*.

OBSERVATIONS

OBSERVATION I

Albuminurie gravidique. — Tuberculose atténuée.
Névrites. — Métrite.

S... Marguerite, vingt-trois ans, femme de chambre entrée le 31 octobre, salle B. Teissier, lit n° 7.

Rien dans ses *antécédents héréditaires.*

Antécédents personnels. — Rougeole et fièvre typhoïde dans l'enfance. Rhumatisme articulaire aigu à seize ans ayant duré trois semaines. Adénite bacillaire il y a un an.

Pendant une première grossesse qui s'est terminée il y a un mois, a été opérée (au 1er mois), de salpingite par colpotomie. La grossesse continue. La malade présente alors de l'albumine et des vomissements. Elle passe dans le service de M. le Dr Roque, qui porte le diagnostic de *néphrite aiguë.* Au quatrième mois, l'albumine disparaît, mais elle reparaît au septième, pendant quinze jours. L'accouchement a lieu à terme.

Actuellement. — Se plaint de faiblesse générale, d'oppression, de palpitations. Pas d'œdème des jambes. Douleurs rhumatoïdes.

Au cœur. — Pas d'hypertrophie. Pointe dans le quatrième espace. Souffle inorganique, postsystolique, nettement surajouté au premier bruit.

Pas de souffles jugulaires, ni oculaires.

Pouls de fréquence normale, *sans hypertension.*

Aux poumons. — Vibrations exagérées à droite. Inspiration obscure en arrière et surtout en avant sous la clavicule. Expiration rude, presque soufflante dans la fosse sus-épineuse droite. Douleurs dans les deux fosses iliaques. Pertes blanches.

Urines rares, légèrement troubles, pas de sucre. Albuminurie douteuse. Examen microscopique (Dr Cade) : *Pas de cylindres ;* quelques cellules pavimenteuses.

11 et 13 novembre. — Pas d'albumine.

7 janvier. — La réaction de Heller-Gubler montre un très léger disque d'albumine (Dr Nicolas). En somme, albuminurie intermittente, coïncidant avec un état général qui reste stationnaire, mais satisfaisant.

Examen urinaire. — Pendant un mois nous avons, d'une façon régulière, cryoscopé les urines. Voici les résultats obtenus :

Dates	Volume	Chl. p. lit.	Chl. p. 24 h.	Δ	$\frac{\Delta V}{P}$	$\frac{\delta V}{P}$	$\frac{\Delta}{\delta}$	Observations	
—	—	—	—	—	—	—	—	—	
1902. déc. 16	700	9.2	6.4	115	1472	752	1.95		
17	900	11.7	8.2	180	2303	1389	1.65		
18	600	7.7	4.6	168	1842	1327	1.38	Poids = 54 k. 700.	
19	300	8.6	2.5	176	965	677	142		
20	500	7.5	3.7	215	1965	1547	1.27		
21	400	7.7	3.»	178	1301	958	1 35		
22	700	14.1	9.7	193	2469	1369	1.80		
23	450	17.5	7.8	194	1595	717	2.22	10 gr. NaCl en suppl^t^.	
24	700	10.6	7.4	194	2482	1657	1.49	—	—
25	800	7.1	5.6	105	1486	902	1.64	—	—
27	600	7.6	4.5	150	1645	1136	1.44		
29	500	8.3	4.1	182	1665	1201	1.38		
31	500	7.9	3.9	203	1855	1415	1.31	Poids = 57 k. 600.	
1903. Janv. 2	500	8.1	4.»	208	1805	1376	1.31		
5	500	11.4	5.7	184	1597	993	1.60		
6	150(?)	9.8	1.4	186	484	328	1.04		
7	350	10.6	3.7	182	1105	713	1.54		
8	600	8	4.8	193	2056	1536	1.33	Poids = 56 k. 300.	
9	600	8	4.8	194	2067	1547	1.33		
10	650	11.1	7.2	208	2401	1619	1.48		
11	650	5.7	3.7	206	2378	1976	1.20		
12	550	10.0	5.9	208	2031	1382	1.46		

La cryoscopie donne un type d'insuffisance rénale peu marquée, mais continue avec des éliminations constamment diminuées qui tiennent à l'oligurie persistante que présente la malade.

L'épreuve du bleu de méthylène est normale. On ne note qu'un peu de retard dans le début de l'élimination une heure pour le chromogène, trois heures pour le bleu. La durée et le rythme sont absolument normaux.

L'épreuve de la glycosurie phloridzique est absolument normale.

La chlorurie alimentaire neutre :

1° Une augmentation de l'élimination chlorée qui commence brusquement avec le début de l'épreuve, la diminution est progressive et ne reprend que peu à peu sa valeur ordinaire;

2° Le taux des urines varie peu ;

3° La diurèse moléculaire totale augmente ;

4° La valeur de $\frac{\delta V}{P}$ reste stationnaire.

5° Enfin $\frac{\Delta}{\delta}$ s'élève brusquement pour retomber aussi vite à la fin de l'épreuve donnant un schéma d'insuffisance rénale très accentué.

En résumé :

Pas de cylindres.
Bleu retardé.
Glycosurie phloridzique normale.
Schéma cryoscopique d'insuffisance rénale légère, mais continu.
Chlorurie alimentaire normale. Type I de Claude et Mauté.

OBSERVATION II

Néphrite (?) œdèmes. — Epanchement à droite. — Légère ascite.

M... Jeanne, vingt-quatre ans, repasseuse, entrée le 15 juin 1903, salle B. Teissier, n° 8.

Rien de particulier à noter dans ses *antécédents héréditaires.*

Antécédents personnels. — Ordinairement bien portante, sauf une bronchite à l'âge de dix-sept ans. Il y a deux ans, nouvelle bronchite qui a duré deux mois.

Depuis trois mois, s'est sentie affaiblie ; quelques crampes dans les jambes ; un peu de cryesthésie ; œdème léger des membres inférieurs qui a persisté depuis ; essoufflement facile, pas de maux de tête, pas de palpitations. Epistaxis fréquentes, mais peu abondantes. Depuis cinq jours, l'œdème augmente ; son ventre augmente de volume. Elle se décide à entrer à l'hôpital.

Actuellement. — Le teint est pâle, sans bouffisure de la face. Pas de dyspnée. L'œdème des jambes remonte jusqu'aux genoux. Epiderme un peu épaissi.

Appareil respiratoire. — Rien comme signes fonctionnels . ni dyspnée, ni toux, ni expectoration. Pas d'hémoptysies. Epistaxis toujours fréquentes.

Au poumon droit. — A la base et en arrière, matité remontant jusqu'à la pointe de l'omoplate avec abolition des vibrations, avec flot, mais sans souffle, ni pectoriloquie aphone.

Le sommet sonne mal en avant : les vibrations sont exagérées, la respiration rude : peu de retentissement de la voix. En arrière, la respiration est obscure.

Au poumon gauche. — A l'extrême base, en arrière, matité et respiration obscure. Au sommet, en avant, un peu de submatité avec expiration soufflante et rude. En arrière, quelques râles, mais pas de signes en foyer. Une ponction exploratrice faite le 17 juin ramène un liquide clair avec quelques gros flocons, laissant après le repos un dépôt volumineux. L'examen cytologique fait par M. le Dr Cade montre surtout des placards endothéliaux attestant la nature mécanique de l'épanchement.

Appareil circulatoire. — Pointe très difficilement perçue. La matité cardiaque est augmentée ; elle déborde le sternum à droite et se déplace avec les changements de position de la malade. Le premier bruit est un peu obscur, sans souffle ; le deuxième bruit est éclatant à la base. Pouls régulier. *Tension artérielle*, 21.

Appareil digestif. — La langue est saburrale. L'appétit diminue depuis ces derniers jours. A présenté quelquefois de la diarrhée.

L'abdomen est gros, étalé ; un peu d'ascite se déplaçant avec facilité.

Le foie est petit ; matité de trois travers de doigt. Pas de circulation veineuse complémentaire.

La rate est perçue sur une hauteur de trois travers de doigt environ.

Un peu de fièvre ; la température oscille entre 38 et 39 degrés.

Appareil urinaire. — Douleurs lombaires.

Les urines sont rares, foncées, riches en sédiments uratiques.

Elles ne renferment ni sucre, ni albumine, ni pigments biliaires normaux.

Analysées à deux reprises différentes, le 19 et le 27 juin, par M. le Dr Nicolas, elles ont donné :

	Analyse du 19 juin	Analyse du 27 juin
Volume.	300 (?).	1000.
Densité.	1032.	1016.
Réaction.	Légèrement alcaline ou neutre.	Légèrement acide ou neutre.
Couleur.	Jaune orangé.	Jaune orangé.
Aspect.	Très louche.	Louche.
Consistance.	Fluide.	Fluide.
Dépôt.	Blanc, dissous par la chaleur.	Blanc, moins abondant.
Pigments biliaires.	Néant, peut-être du pigment rouge brun.	Néant.
Glucose.	Néant.	Néant.
Albumine.	Néant.	Néant
Urée.	37 gr. par litre ; 11 gr. 1 par 24 heures.	10 gr. par litre ; 10 gr. par 24 heures.

L'examen microscopique des urines décèle de rares globules de pus, *quelques cylindres* hyalins très rares ; beaucoup d'urate de soude granuleux sous forme de petits grains jaunâtres réunis en amas.

24 juin. — Epistaxis continuelles, surtout après la toux. A l'examen, quelques points hémorragiques, au lieu d'élection. L'état général est toujours le même ; pas de crachats, pas d'hémoptysies. La fièvre a disparu. La température est normale.

29 juin. — Même état. Matières fécales bien colorées par la bile.

8 juillet. — L'œdème noté à l'entrée diminue. L'ascite est bien moins nette.

10, 11, 12 juillet. — Épreuve de la chlorurie alimentaire, 10 grammes de chlorure de sodium.

12 juillet. — L'œdème des jambes augmente, l'ascite est nettement décelable.

13 juillet. — Diarrhée, sueurs abondantes depuis trois jours.

5 août. — On note *dans l'urine un petit disque d'albumine.* 45 centigrammes par vingt-quatre heures.

6 août. — 60 centigrammes d'albumine par vingt-quatre heures.

12 août. — Toujours un peu d'œdème des jambes, pas de bruit de galop, pas d'ascite. Aux poumons, mêmes signes aux sommets. A la base droite, la matité a disparu; les vibrations sont normales; quelques frottements. La respiration s'entend bien. Les urines renferment toujours de l'albumine.

13 août. — La malade quitte l'hôpital dans un état assez satisfaisant.

Examen urinaire. — Nous examinons la malade à partir du 25 juin, elle n'a plus de fièvre depuis le 24.

Épreuve du bleu de méthylène (Dr Nicolas).

29 juin. — Injection de 1 centimètre cube de solution de bleu de méthylène. Une demi-heure après, le bleu apparaît dans l'urine, présente 3 h. 1/2 après, un premier maximum; 8 h. 1/2 après, un second maximum, et cesse vingt quatre heures après l'injection. A certains moments, le bleu est complètement absent. A aucun moment il n'y a de chromogène.

Donc : *Début normal, durée abrégée, élimination polycyclique discontinue.*

Épreuve de la glycosurie phloridzique.

23 juillet. — Injection de 1 centimètre cube de phloridzine. Le sucre apparaît demi-heure après dans les urines et son élimination se continue pendant trois heures.

Donc : *Glycosurie phloridzique normale.*

Épreuve de la toxicité urinaire (Dr Cade).

Faite le 17 juillet sur des urines légèrement thymolées.

Poids de la malade : 47 kg. 500. Poids du lapin : 2 kilogr.

Volume des urines : 700 grammes

Inoculation lente. Nombre de centimètres cubes employés : 275.

Il faut donc pour 1 kilogramme de lapin : 137,5 centimètres cubes : une urotoxie.

Nombre d'urotoxies par vingt-quatre heures : $\frac{1700}{137,5} = 12,3.$

Coefficient urotoxique : $\frac{12,3}{47,5} = 0,258$

Ce qui dénote de l'*hypotoxicité urinaire.*

Cryoscopie. — Cryoscopies du 4 au 22 juillet, les urines nous ont fourni les résultats suivants :

Dates	Volume	Chlorures p. lit.	Chlorures p. 24 h.	Δ	$\frac{\Delta V}{P}$	$\frac{\delta V}{P}$	$\frac{\Delta}{\delta}$	Poids	Régime
—	—	—	—	—	—	—	—	—	—
1903 juill. 4	1600	6	9.6	77	2454	1297	1.89	50.200	
5	2400	6.5	15.6	71	3394	1510	2.24	49.200	
6	1400	9.9	13.8	104	2900	1230	2.35	»	
7	1900	6	11.4	81	3260	1799	1.81	»	
8	2100	7.3	15.3	84	3737	1772	2.10	47.200	
9	1700	5.4	9.18	78	2809	1632	1.72	»	
10	1400	9.1	12.7	126	3573	2018	1.77	49.360	10 g. NaCl
11	2100	8.6	18.06	102	4284	2098	2.04	50. »	—
12	2000	10.4	20.8	104	4160	1643	2.53	50. »	—
13	2000	6.8	13.6	88	3551	1891	1.87	49.550	
15	2200	9.2	20.2	92	4261	1683	2.53	47.500	
16	1300	10.9	14.1	118	3229	1424	2.26	47.500	
20	1800	8 3	14 9	97	3675	1773	2.07	47.500	
21	2000	7.5	15	107	4505	2594	1.73	»	
22	1900	9	17.1	102	4080	1902	2.14	»	

On note un *type continu d'insuffisance rénale.* La diurèse moléculaire totale présente des valeurs oscillant autour de la normale ; la diurèse moléculaire est trop faible, d'où l'élévation du rapport $\frac{\Delta}{\delta}$.

Chlorurie alimentaire. — Élimination chlorurée normale avec apparition du schéma d'insuffisance fonctionnelle.

En résumé : Quelques cylindres hyalins.

Élimination abrégée, discontinue du bleu.

Glycosurie phloridzique normale.

Hypotoxicité urinaire.

Schéma cryoscopique d'insuffisance rénale marquée et continue.

Chlorurie alimentaire normale. Type I de Claude et Mauté.

OBSERVATION III

Tuberculose pulmonaire très chronique. — Albuminurie.

G... Antoine, soixante-quatre ans, entré le 13 février 1903, salle Saint-Augustin, n° 5.

Antécédents familiaux. — Mère morte à soixante-douze ans, d'une bronchite chronique avec emphysème. Cinq frères ou sœurs morts enfants. Un frère mort à quinze ans d'affection aiguë indéterminée. Une sœur vivante et bien portante.

Antécédents personnels. — En 1865-1875, tumeur blanche du genou guérie par ankylose, N'en a plus jamais souffert depuis. Se marie : a un enfant qui meurt à quinze ans et demi après six mois de phénomènes pulmonaires; un autre bien portant. Nie l'alcoolisme et la syphilis.

Depuis très longtemps s'enrhume facilement et tousse tous les hivers ; quelques hémoptysies. Depuis quelques années, sa bronchite habituelle revient plus grave et plus sévère et, ces jours derniers, ont apparu quelques frissons, des points de côté qui l'amènent à l'hôpital.

Etat actuel. Appareil pulmonaire. — Signes fonctionnels peu marqués ; peu de toux ; peu d'expectoration, mais très purulente. Dyspnée très forte. Le thorax est dilaté aux bases, avec rétraction aux sommets surtout marquée du côté droit.

Aux bases et à la partie moyenne : signes d'emphysème avec sibilances et ronchus. La base gauche présente une respiration et une ampliation un peu moindres qu'à droite.

Aux sommets : un peu de rudesse de la respiration à gauche ; à droite, submatité surtout nette en avant avec exagération des vibrations, respiration rude, bronchophonie ; dans les fosses sus-et sous-épineuse, nombreux râles humides, un peu confluents après la toux, mais sans vrai gargouillement.

Appareil circulatoire. — La pointe bat dans le cinquième espace, un peu en dedans du mamelon ; le cœur droit bat à l'épigastre. Les bruits sont un peu rapides sans souffle, mais lorsque le malade suspend sa respiration, on entend dans presque toute la région précordiale, avec maximum dans les troisième et quatrième espaces un bruit surajouté présystolique qui a le timbre d'un frottement.

Pouls rapide 116 ; *avec faible tension.* Pas d'œdème des jambes.

Rien de particulier à noter à *l'appareil digestif.*

Les urines sont rouges, chargées en urates et présentent un fort disque d'albumine. A noter un peu de myosis.

Examen urinaire — L'examen quotidien des urines, du 5 au 19 mars, nous a donné les résultats suivants :

Jours	Volume	Chlorures		Δ	$\frac{\Delta V}{P}$	$\frac{\delta V}{P}$	$\frac{\Delta}{\delta}$	
		p. litre	p. 24 h.					
—	—	—	—	—	—	—	—	
1903 mars 3	680	6 7	4.55	148	2141	1409	1.51	Poids = 47 kgs.
4	950	7.7	7.31	105	2122	1172	1.8	
5	840	7.2	6.04	116	2073	1289	1.61	
6	1100	10.3	11.33	149	3488	2016	1.73	
8	420	11.1	4.66	142	1269	664	1.91	
10	1600	8.6	13.76	158	5379	3592	1.49	
11	1200	6.1	7.32	124	3166	2214	1.42	
12	1200	8	9.6	130	3319	2073	1.6	
13	2200	8.6	18.92	115	5382	2927	1.83	NaCl 10 gr.
14	1150	11.6	13.34	140	3425	1694	2.02	—
15	1800	13.8	24.84	139	5553	2329	2.38	—
16	500?	4.7	2.35	134	1702	1397	1.21	
18	1300	11.1	14.43	160	4425	2552	1.74	

L'épreuve de la glycosurie phloridzique pratiquée le 7 mars montre une élimination très normale.

L'épreuve du bleu de méthylène faite le 8 mars, est aussi normale.

La cryoscopie ne dénote qu'une insuffisance rénale légère qui disparaît par moments.

Enfin, la *chlorurie alimentaire* donne un bon pronostic. Soumis pendant trois jours, les 13, 14, 15 mars, à l'ingestion quotidienne de 10 grammes de chlorure de sodium, le malade présente :

Une augmentation de sa diurèse aqueuse ;

Une élévation du taux des chlorures urinaires commençant et finissant avec l'épreuve;

Une augmentation légère de $\frac{\Delta V}{P}$ sans modifications de $\frac{\delta V}{P}$ et, par suite, un rapport $\frac{\Delta}{\delta}$ présentant une élévation subite dès le début de l'épreuve : tous caractères qui le rangent dans la première variété de Claude et Mauté.

En résumé :

Glaucurie et glycosurie phloridzique normales.

Insuffisance rénale légère et inconstante.

Chlorurie alimentaire de Claude et Mauté normale type I.

OBSERVATION IV

Néphrite. — Bruit de galop. — Hémiplégie ancienne.

C... Benoîte, cinquante ans, femme de ménage, entrée salle B. Teissier, le 19 janvier 1903, lit n° 21.

Antécédents familiaux. — Mère morte d'affection aiguë de la poitrine ; père mort à soixante-sept ans, d'affection indéterminée.

Une sœur morte à vingt-trois ans de méningite; une autre morte probablement bacillaire.

Antécédents personnels. — Bonne santé antérieure. A dix-sept ans, aurait eu la jaunisse et, à la suite, se plaignit longtemps de troubles nerveux bizarres. Pleurs sans raison, étouffements avec une crise convulsive. Mariée, son mari aurait eu la syphilis neuf mois après leur union ; malgré cela, ses trois premières grossesses ont donné naissance à trois filles actuellement en bonne santé ; trois autres se sont terminées par des fausses couches.

N'a jamais fait aucune maladie. Nie l'éthylisme et la syphilis. Il y a deux ans, à la suite d'ennuis et de perte d'argent, sa santé aurait décliné : crises d'étouffement nocturnes, la pollakiurie, des crampes dans les jambes. Peu après, il y a dix-neuf mois, aurait eu une hémiplégie gauche transitoire qui lui a laissé une légère déviation de la face, une parésie de la main gauche et des membres inférieurs. Psychisme atteint : se plaint d'être l'objet de persécutions. Aspect mélancolique.

A l'examen. — Bon aspect général ; pas de bouffissure de la face, ni d'œdème des jambes.

Ne se plaint d'aucun trouble digestif, sauf d'un peu de constipation habituelle. Ne tousse pas, ne crache pas, et l'examen de ses poumons est absolument négatif. Température normale. Pupilles égales ; mais se contractant assez mal à la lumière. Réflexes rotuliens exagérés.

Cœur. — Pointe dans le 5e espace, un peu en dehors du mamelon. Premier bruit prolongé à la pointe, de timbre assez soufflant mais sans souffle vrai et sans galop. Au contraire, sur le bord gauche du sternum dans le 2e et 3e espaces, galop assez net. Le pouls est petit et sa *tension est difficilement perceptible au doigt.*

Appareil urinaire. — Pollakiurie avec douleur à la miction. Urines abondantes, louches ; disque très net d'albumine. A deux reprises, l'examen microscopique (Dr Nicolas) révèle avec des globules de pus, *quelques cylindres hyalins* et des cellules épithéliales.

La malade est mise à un régime surveillé. Son état est stationnaire. L'albumine persiste avec des variations très faibles oscillant autour de 30 centigrammes par litre. A partir du 3 mars, régime lacté absolu. Elle sort le 20 mars toujours à peu près dans le même état.

Examen urinaire. — Nous avons étudié la malade au point de vue de sa perméabilité rénale du 23 janvier au 15 mars Voici les résultats :

Jours		Volume	Urée p. lit.	Urée totale	Chlorures p. lit.	Chlorures totaux	Δ	$\frac{\Delta V}{P}$	$\frac{\delta V}{P}$	$\frac{\Delta}{\delta}$	
—		—	—	—	—	—	—	—	—	—	
1903 janv.	23	700	15	10.5	5.5	3.75	98	1438	913	1.57	47 k. 7
—	24	1000	»	»	4	4	48	1006	498	2.02	
—	26	1800	14	25.2	6.4	11.52	77	2905	1444	2.01	
—	27	1500	5.5	8.25	4.5	6.75	64	2012	1155	1.74	
—	28	800	»	»	5.9	4.72	90	1509	910	1.65	
—	30	900	»	»	5.2	4.68	90	1697	1104	1.53	
—	31	2100	»	»	4.9	10.29	89	3708	2613	1.41	
1903 févr.	1	2030	»	»	6.4	12.99	85	3521	1917	1.83	49 k.
—	2	910	»	»	4 4	4	103	1912	1418	1.34	
—	4	1440	»	»	5.3	7.63	102	2997	2014	1.48	
—	5	2500	»	»	5.9	14.75	76	3877	2056	1 88	
—	6	1480	»	»	7.5	10.9	94	2839	1468	1.93	10 gr. NaCl
—	7	2300	»	»	8 9	20.47	88	4130	1603	2.57	—
—	8	2100	»	»	8.9	18.69	94	4028	1721	2.34	—
—	9	1620	»	»	6.3	10.10	91	3008	1748	1.72	
1903 mars	3	1100	7.8	8.58	6.3	6.9	80	1795	940	1.90	
—	10	800	»	»	5	4	89	1453	1061	1.37	
—	15	2500	8	20	3.1	7.75	71	3772	2765	1 36	47 k.

Épreuve de la glycosurie phloridzique. — Faite le 26 janvier, donne une glycosurie normale.

Épreuve du bleu de méthylène. — Faite le 31 janvier : elle révèle une *élimination anormale.* Le début est retardé: pour le chromogène (1 h. 3/4 après l'injection) et pour le bleu (2 h. 3/4 après l'injection). Le maximum de l'élimination présente aussi du retard (5e heure).

Durée diminuée pour le bleu (21 h.), normale pour le chromogène (53 h.).

Le rythme est continu, cyclique pour le bleu ; discontinu pour le chromogène.

En résumé : on note une dissociation dans l'élimination : *avec un bleu* retardé, raccourci, à élimination continue cyclique ; *avec un chromogène* retardé, de durée normale, mais de rythme discontinu. L'épreuve indique donc *lésion rénale*.

Cryoscopie. — Elle nous montre un schéma d'insuffisance rénale à peu près constant, entrecoupé cependant de périodes d'éliminations suffisantes. En somme, *imperméabilité rénale ;* insuffisance de la dépuration urinaire avec, à intervalles assez éloignés apparition d'éliminations satisfaisantes.

Chlorurie alimentaire. — Elle classe la malade dans la première variété de Claude et Mauté, c'est-à-dire à pronostic bénin.

En effet, sous l'influence de l'ingestion, pendant trois jours, les 6, 7, 8 février, de 10 grammes de chlorure de sodium, il se produit immédiatement une décharge de chlorures dans l'urine, peu marquée le premier jour, mais très forte les deux jours suivants où la totalité des chlorures ingérés est éliminée. Cette élimination cesse avec la fin de l'ingestion. En même temps la diurèse augmente : la $\frac{\Delta V}{P}$ s'élève aussi : mais la $\frac{\delta V}{P}$ est presque stationnaire, d'où l'apparition d'un fort schéma d'insuffisance rénale expérimentale.

En résumé :

Quelques cylindres hyalins avec cellules épithéliales.
Bleu retardé, raccourci, discontinu.
Glycosurie phloridzique normale.
Insuffisance rénale à la cryoscopie.
Chlorurie alimentaire de Claude et Mauté, normale. type I.

OBSERVATION V

Néphrite chronique interstitielle

Phase clinique de diabète insipide avec albuminurie (polyurie, polydypsie...) Phase consécutive de brightisme (polyurie moins accusée, jamais d'œdème) Hypertension artérielle. Séro-diagnostic tuberculeux très positif.

Autopsie. — Sclérose rénale typique. Cœur de Traube.

C... Antoine, quarante-six ans, charcutier, entré le 22 décembre 1902. Salle Saint-Augustin, n° 24.

Antécédents familiaux. — Père et mère vivants et en bonne santé. Deux frères morts de cirrhose atrophique sans doute alcoolique. Une sœur bien portante.

Antécédents personnels. — Fièvre typhoïde à treize ans. — Pas de scarlatine. Pas d'alcoolisme.

Il y a sept à huit ans, chancre à la face inférieure du gland sans accidents ultérieurs.

Affection actuelle. — Depuis plusieurs années, douleurs lombaires que le malade traite chaque fois par un vésicatoire. Au printemps 1902, à la suite d'un refroidissement, douleurs lombaires et frissons. Le malade garde le lit un jour ou deux et peut reprendre son travail. Ses forces ont décliné rapidement depuis.

Le soir il a remarqué un peu d'œdème malléolaire. Bouffissure de la face. Céphalée depuis ces derniers jours.

Il ne peut fournir aucun renseignement sur l'état de ses urines au début de sa maladie. Il y a un mois, on lui dit qu'elles ne contenaient rien. Le malade accuse de la polydypsie, boit plusieurs litres de liquide (eau, tisane), le soir avant de se coucher; boit 4 à 5 litres dans la journée.

Actuellement, — Aspect bouffi et œdémateux de la face avec anémie assez marquée des muqueuses et des téguments. Pas d'œdème des jambes le matin ; au dire du malade, il existerait le soir après la marche.

Au cœur. — Pointe dans le 5e espace, au-dessous et en dehors du mamelon. Galop assez net à la pointe. Pas d'éclat du deuxième bruit aortique.

Le pouls radial est ample, hypertendu. *Pression artérielle :* 23 à 24.

Aux poumons. — Rien à noter comme signes physiques et fonctionnels, séro-diagnostic tuberculeux, très positif, 1/15.

Appareil digestif. — Langue saburrale. Anorexie. Abdomen souple indolore sans gros foie ni grosse rate. Constipation ordinaire.

Système nerveux. — Céphalées occipitales. Crampes musculaires. Léger affaiblissement de la vue. Pupilles normales. Réflexes rotuliens normaux.

Appareil urinaire. — Polyurie très marquée. Urines très abondantes (4 à 5 litres), claires avec un très faible dépôt. Disque d'albumine. Pas de sucre. Le dépôt, assez peu abondant se montre formé de très nombreux globules blancs, de quelques cellules vésicales : *quelques rares cylindres* très pâles qui ne sont ni épithéliaux, ni granuleux.

Son état reste stationnaire, il sort le 23 avril 1903.

Il revient quelque temps après ; la face et les paupières surtout sont bouffies. Œdème malléolaire le soir. Le teint est très pâle.

24 juin 1903. — Le cœur a sa pointe dans le 5e espace. Battements assez énergiques. Ebauche de galop à la pointe et à la base. Pas de bruits anormaux. Pas de congestion des veines du cou. *Hypertension artérielle.*

Les réflexes sont conservés. La vue est affaiblie. Pas de myosis. Pas de troubles auditifs. Pas de crampes dans les jambes. Anémie marquée. Décoloration des muqueuses.

Dans les quinze derniers jours de sa maladie, le malade est très agité, en proie à des crampes, des fourmillements, des céphalées intenses avec insomnie. Son teint est de plus en plus pâle ; sa peau sèche se desquame surtout aux membres inférieurs.

Pas d'œdème des jambes : la face bouffie, sans œdème vrai, fait contraste avec l'ensemble du corps très amaigri.

Depuis son premier séjour, le malade a perdu 7 kilogrammes. Lui qui buvait 4 à 6 litres par jour avant son entrée, prend maintenant son lait avec peine. Il se refuse de boire parce qu'il *n'a plus soif*. Vomissements et diarrhée continuels.

Il se cachectise et se déssèche tous les jours. Ses urines diminuent de quantité et tombent à 1500, alors qu'il urinait avant jusqu'à 5 litres et même 5 lit. 600.

Il meurt le 4 août 1903.

Autopsie le 5 août.

Résumé. — Gros cœur scléreux.

Rein droit microscopique : 37 grammes ; rein gauche très atrophié : 110 grammes, tous deux très scléreux, très durs.

Symphyse pleurale gauche presque totale. Pas de tuberculose du sommet.

Foie un peu gras. Rate scléreuse.

Résultat de l'examen microscopique. — Dû à l'obligeance de M. le Dr Cade.

Reins. — Les reins ont été fixés à l'alcool et colorés par l'hématine-éosine.

Gros rein. — Il présente à première vue l'aspect d'une néphrite interstitielle très accentuée. Entre les éléments glomérulo-tubulaires, le tissu conjonctif est abondant ; il est fréquemment le siège d'une très riche infiltration par des éléments embryonnaires, ce qui indique donc une *inflammation interstitielle en activité*.

Les vaisseaux sont en grand nombre, les artères surtout nombreuses et très visibles ont en général leur paroi très épaissie, leur lumière étroite, quelquefois complètement obstruée. Il existe, sur la plupart d'entre elles, une *endartérite* et une *périartérite* très accentuées.

Certains glomérules sont *entièrement sclérosés ;* d'autres, seulement en voie de transformation scléreuse, à un stade plus ou moins avancé ; d'autres enfin, moins altérés, ont un aspect presque normal, Mais dans tous les cas, la capsule de Bowmann, ou mieux le tissu conjonctif péricapsulaire forme toujours un anneau épais.

Parmi les tubes contournés, beaucoup ont un épithélium presque entièrement détruit ; dans d'autres, l'épithélium a notablement diminué de hauteur, ce qui en augmente d'autant la lumière ; il est altéré et les noyaux cellulaires sont moins colorables. En quelques points rares, les tubes ont un aspect moins malade : leurs cellules sont très hautes ; à protoplasma granuleux et les noyaux ont une teinte à peu près normale Il y a donc des lésions marquées, mais inégales des tubes contournés.

Quant aux autres canaux du tube urinifère, ils sont en général plus lésés : mais il est assez fréquent de noter dans leur lumière un cylindre d'aspect hyalin, coloré en rose orangé par l'éosine.

En somme, lésions diffuses : lésions *interstitielles* prédominantes : lésions *artérielles* très accentuées ; lésions *glomérulo-tubulaires* d'intensité très forte, mais inégale.

Petit rein. — Il paraît entièrement perdu pour la fonction. La substance corticale est tellement réduite qu'il est presque difficile d'en trouver des traces. Quelques glomérules sont encore visibles, les uns complètement sclérosés, d'autres en voie de sclérose plus ou moins accentuée. Les tubes contournés ne sont plus représentés que par quelques îlots de cellules épithéliales, tassées les unes contre les autres, granuleuses, à noyau presque incolore, ayant perdu leur disposition en forme de revêtement tubulaire.

Les tubes urinifères sont représentés par des canaux à épithélium bas, dont le noyau est très coloré. Leur lumière est *pour tous*, obstruée par un gros cylindre hyalin que l'éosine colore en rouge orangé. Ces tubes sont séparés par du tissu conjonctif adulte. Il existe, en outre, de grosses bandes scléreuses épaisses et denses avec, en certains points, de l'infiltration embryonnaire, au sein desquelles apparaissent des artères très altérées, souvent complètement obstruées ou à lumière, en tous cas très rétrécies. Le processus endo-périartéritique est très intense.

En somme, *degrés extrêmes d'une néphrite à lésions diffuses interstitielles et parenchymateuses.*

Cœur — (Fragment de la paroi du ventricule gauche.) Il existe très peu de sclérose, du moins à ce niveau examiné. Par contre, les fibres musculaires sont assez notablement altérées, souvent fragmentées, offrant des modifications de leur striation et particulièrement de la striation transversale, souvent peu visible et même invisible.

Examen urinaire. — *L'examen chimique*, pratiqué par M. le Dr Nicolas, pendant deux jours consécutifs, a donné des résultats très variables, indiquant le premier jour, une prédominance de globuline, le deuxième jour, une augmentation beaucoup plus considérable de la sérine :

Examen du 17 janvier	Examen du 18 janvier
Pas de nucléo-albumine.	Pas de nucléo-albumine.
Pas d'albumine.	Pas d'albumine
Albumine : 1 gr 62 { sérine =0gr.425	Albumine : 1gr.75 { sérine = 1gr.38
par litre dont : { globuline =0gr.737	par litre dont : { globuline = 0gr.37
Acéto soluble de Patein.	Acéto soluble de Patein.

Les résultats rapportés ci-dessous correspondent à deux périodes bien distinctes, pendant lesquelles le malade a été examiné. Pendant la première, il est au régime ordinaire d'hôpital (du 22 décembre au 24 janvier) ; pendant la seconde, au régime lacté (du 24 janvier au 23 avril 1903). Dans chacune de ses périodes, il a été soumis à la même série d'épreuves, ce qui nous permettra de juger de l'influence de la diète lactée sur son rein.

Première série d'épreuves : du 24 décembre au 24 janvier. — *Régime ordinaire* d'hôpital et, en plus, 3 à 4 litres par jour de tisanes diurétiques.

Epreuve de la phloridzine. — Injection sous-cutanée de 1 centimètre cube de phloridzine, le 15 janvier 1903. A aucun moment on ne peut obtenir la moindre trace de sucre..

Les urines du lendemain examinées, ne présentent pas de sucre.

Donc : *Anaglycosurie absolue.*

Epreuve du bleu de méthylène. — Injection intra-musculaire de 1 centimètre cube de bleu de méthylène, le 16 janvier, l'urine n'a présenté dans aucun des quatre jours qui ont suivi l'épreuve, ni bleu, ni chromogène.

Donc : *Anaglaucurie complète.*

Epreuve du salicylate de soude (Dr Dicolas). -- Injection intra-musculaire d'une solution de salicylate de soude à 15 pour 100 : 2 centimètres cubes, avec un peu de cocaïne pour diminuer la douleur.

L'élimination commence 2 h. 1/2 après l'injection : augmente progressivement pour présenter son maximum 5 h. 1/2 et 6 1/2 après ; puis décroît et disparaît 9 h. 1/2 après.

Le dosage est fait par la méthode colorimétrique avec des solutions de perchlorure de fer, comparativement à des solutions titrées de salicylate de soude. Nous trouvons :

Volume des urines des 24 heures. . . .	5,700
Quantité de salicylate injectée.	0,033
Qnantité de salicylate éliminée	0,008

Ce qui montre que le salicylate éliminé représente les 242/1000 de la dose injectée ou encore le 1/4.

Cryoscopie. — La cryoscopie montre :

1° Des valeurs à peu près normales de la $\frac{\Delta V}{P}$, (l'élévation considérable du volume d'urine compensant la faible valeur de Δ, qui oscille autour de 56.)

2° Une $\frac{\delta V}{P}$ faible.

3° Un rapport $\frac{\Delta}{\delta}$ s'élevant à des valeurs inaccoutumées (jusqu'à 3,80).

En résumé : un *schéma d'insuffisance rénale, très net, très prononcé, très continu.*

Chlorurie alimentaire. — Pendant trois jours, les 10, 11, 12 janvier, 10 grammes de chlorure de sodium, dissous dans 100 centimètres cubes d'eau distillée. Sous cette influence :

1° La diurèse aqueuse augmente, atteint 5.800 le 11 ;

2° La décharge des chlorures apparaît le jour même, présente son maximum le deuxième jour, mais ne cesse pas avec la fin de l'épreuve. Elle se continue trois jours encore et les chlorures ne retombent qu'après, à leur niveau normal ;

3° La $\frac{\Delta V}{P}$ est augmentée ; la $\frac{\delta V}{P}$ reste stationnaire.

4° Par suite $\frac{\Delta}{\delta}$ s'élève très fortement, atteint 5,27 le troisième jour de l'épreuve figurant un schéma artificiel d'insuffisance rénale très accentué.

En résumé : nous pouvons classer le malade avec ceux de la première catégorie de Claude et Mauté, à pronostic bénin.

DEUXIÈME SÉRIE D'ÉPREUVES DU 24 JANVIER AU 6 AVRIL. — *Régime lacté*, 2 litres de lait par jour, 1 ou 2 potages au lait, 1 litre de tisane environ par jour.

Epreuve de la phloridzine. — Le 25 mars, injection sous-cutanée de 1 centimètre cube de phloridzine.

Dans aucune émission d'urine on ne note de sucre : *Anaglycosurie complète.*

Epreuve du bleu de méthylène. — Le 26 mars, injection intramusculaire de 1 centimètre cube de bleu.

Les urines recueillies suivant la technique ordinaire montrent :

1° L'apparition du bleu 1 h. 1/2 après l'injection, ce qui indique *un début retardé.*

2° Son élimination, d'abord progressive, présentant *un premier maximum*, 3 h. 3/4 après l'injection, diminuant ensuite jusqu'à devenir à peine décelable, puis augmentant d'intensité pour accuser *un deuxième maximum*, 33 heures après, en d'autres termes : *rythme continu polycyclique.*

3° Enfin *une durée prolongée*, l'élimination ne cesse que le quatrième jour, 106 heures environ après le début.

A aucun moment le *chromogène* n'est décelable, ni avant, ni pendant, ni après l'élimination du bleu, la chaleur + $CH^3\,CO^2H$ ne procurant pas une plus grande intensité de la teinte.

Epreuve du salicylate de soude (Dr Nicolas). — Le 30 mars, injection intra-musculaire de 2 centimètres cubes de la solution à 15 pour 100.

L'élimination commence 2 h. 1/2 après, présente son maximum 5 h. 1/2 après, puis décroît pour disparaître 10 heures environ après le début de l'injection, élimination absolument comparable à celle du mois de janvier.

Quant au dosage, nous trouvons :

Volume des urines des 24 heures . . .	3,400
Quantité de salicylate injectée	0,033
Quantité de salicylate éliminée	0,0068

autrement dit, la quantité éliminée représente les 0,206 millièmes de la quantité injectée, le 1/5 environ.

Cryoscopie. — Comparativement à la période précédente, nous notons :

Une diminution de la diurèse aqueuse et du taux journalier des chlorures ; mais la persistance complète du *schéma d'insuffisance rénale.*

Chlorurie alimentaire. — Cette épreuve est *absolument comparable* à celle faite le mois précédent ; même augmentation de la diurèse aqueuse ; même décharge de chlorures, persistant après la fin de l'ingestion : même élévation, quoique plus réduite du schéma d'insuffisance rénale. Même pronostic bénin, d'après Claude et Mauté.

Nous transcrivons ci-dessous les résultats cryoscopiques obtenus :

Jours	Volume	Chlorure p. litre	Chlorure Totaux	Δ	$\frac{\Delta V}{P}$	$\frac{\delta V}{P}$	$\frac{\Delta}{\delta}$	
1902 déc. 24	2550	3.2	8.16	50	1905	1175	1.62	
25	4000	4.7	18.8	47	2813	1110	2.53	
27	3650	4.5	16.4	58	3164	1679	1.88	66 k. 9
29	3400	5.5	18.7	64	3254	1561	2.08	
31	4500	6.1	27 4	50	3363	879	3.82	
1903 janv. 2	4000	4.8	19.2	54	3228	1493	2.16	
5	4300	6.3	27.09	57	3663	1193	3.07	
6	4500	5 5	24.7	56	3766	1510	2 49	
7	4500	6.1	27.4	54	3547	1123	3.15	68 k.,5.
8	4500	5.9	26 5	60	3941	1596	2.46	
9	4000	6.5	26	54	3153	856	3.68	
10	4600	6.7	30.8	55	3693	971	3.80	10 gr. NaCl.
11	5800	6.3	36.5	56	4741	1514	3.13	—
12	4600	7 5	34.5	56	3760	713	5.27	
13	5100	6.6	33.6	54	4020	1047	3.80	
14	5300	6.1	32.3	58	4487	1632	2.74	
15	5500	6.1	33.5	54	4335	1372	3.15	
16	4950	4.6	24.2	59	3402	1797	1.94	
17	4700	5.8	27.2	50	3514	1086	3.48	
20	4800	5.5	26.4	56	4018	1610	2.05	
22	5000	5.5	27.5	48	3587	1079	3.38	
23	5100	5.6	28.5	51	3797	1274	2.98	
24	4800	5 1	24.4	52	3643	1482	2.45	
26	4500	5.8	26.1	56	3678	1373	2.67	
27	5800	5.2	30.1	50	4233	1568	2.69	
28	5700	5.2	29.6	58	4826	2208	2.18	
30	4400	5.2	22.8	57	3661	1640	2.23	
31	3500	6.7	23.4	64	3270	1199	2.72	
Février 1	3825	6.8	26.01	58	3238	941	2.44	
2	4400	5.2	22.8	58	3725	1704	2.18	
4	4000	5.4	21.6	61	3562	1654	2.15	
6	4050	5.»	20.2	59	3488	1649	2.11	
9	3420	5.1	17.4	66	3295	1754	1 87	
Mars 4	3800	5.»	19.»	62	3439	1761	1.95	
10	3300	5.»	16.5	58	2774	1409	1.96	
14	3200	5 3	16.9	64	2992	1492	2.»	
16	3000	5.6	16.8	58	2540	1056	2.4	
17	3200	5.9	18.8	60	2802	1135	2.06	
18	3200	4 4	14.»	59	2756	1512	1.82	
19	3680	5.»	16 »	58	3048	1458	2.08	

Jours	Volume	Chlorure p. litre	Chlorure Totaux	Δ	$\frac{\Delta V}{P}$	$\frac{\delta V}{P}$	$\frac{\Delta}{\delta}$		
20	2900	6.2	17.9						
24	3000	5.»	15.»	60	2627	1282	2.03		
25	3700	5.»	18.5	62	3324	1689	1.96		
28	2700	3.7	9.9	62	2426	1717	1.57		
30	3100	5 1	15 8	56	2515	1118	2.25		
Avril 1	2800	5.1	14.2	64	2597	1335	1.94		
2	3100	4.2	16.1	62	2785	1516	1.83	10 gr. NaCl	
3	3300	5.3	20.1	64	3083	1525	2.02	—	
4	3800	6.3	23.9	60	3328	1342	2.47	—	
6	3500	5.»	17.5	63	3218	1673	1.92		
7	3000	5.7	17.1	62	2715	1205	2.2		
juillet 7	1600	5.4	8.64	65	1664	827	2.01	62 k.5	Vomissements fréquents
8	2700	6.5	17 55	64	2764	1066	2.59		
9	1800	6.8	12.24	63	1814	629	2.88		
10	2200	5.1	11.22	65	2280	1202	1.89		
11	2700	6.7	18.09	68	2937	1186	2.47		
12	2900	6.7	19.43	64	2969	1089	2.72		
13	2500	6.3	15.75	66	2640	1115	2.36		
15	2300	6.3	14.49	66	2419	1026	2.35	62 k.5	
16	2400	6.7	16. »	66	2534	978	2.59		
17	2300	6.7	15.4	67	2465	974	2.53		
18	2500	6.»	15.»	64	2560	1108	2.31		
20	1500	6.6	9 9	72	1756	782	2.24	61 k.5	Diarrhée et Vomissements continuels
21	1350	6.3	8.5	66	1448	612	2.36		
22	500	6.8	3.4	77	626	291	2.14	61 k.5	

Mort le 5 août

Résumé urinaire. — Quelques rares cylindres hyalins.

Le bleu ne passe pas pendant la première période ; passe faiblement pendant la seconde.

Anaglycosurie complète à deux reprises.

Elimination insuffisante du salicylate de soude : 1/4 la première fois, 1/5 la seconde, de la quantité injectée.

Schéma continu et considérable d'insuffisance rénale.

Chlorurie alimentaire normale. Type I, de Claude et Mauté.

OBSERVATION VI

Néphrite chronique.

B... Octave, cinquante-deux ans, comptable, entré le 10 juillet 1903. salle Saint-Augustin, n° 11.

Rien d'intéressant à noter dans ses *antécédents héréditaires.*

Antécédents personnels. — Rien non plus de particulier. Bonne santé habituelle, pas de maladies vénériennes. Ethylisme professionnel : le malade a été longtemps placier en vins ; pas de pituites, un peu de tremblement des mains.

Pas de maux de tête, de crampes dans les jambes, de fourmillements dans les doigts, de polyurie nocturne, d'essoufflement facile.

Depuis huit jours, l'œdème a apparu aux jambes, sans être accompagné d'autres symptômes.

A l'examen, c'est un homme d'aspect bien portant, quoiqu'un peu amaigri, teint un peu couperosé.

L'œdème des jambes remonte jusqu'aux genoux, il est mou, dépressible. Pas de douleurs, au niveau des articulations, pas de rougeur.

Rien à *l'appareil digestif*, ni troubles gastriques, ni intestinaux ; le foie dépasse de trois travers de doigt les fausses côtes ; la rate n'est pas perçue.

Au cœur, la pointe n'est pas sentie ; les deux bruits sont un peu éclatants, sans souffle. Le pouls est régulier ; les artères sont dures, saillantes.

Les poumons ne présentent rien de spécial, ni toux, ni expectoration.

Rien au *système nerveux.*

Les urines très troubles renferment un disque très net d'albumine.

Examen urinaire. — Les urines ont été étudiées du 15 au 25 juillet. Voici les résultats obtenus :

Dates		Volume	Chlorures p. lit.	Chlorures totaux	Δ	$\frac{\Delta V}{P}$	$\frac{\delta V}{P}$	$\frac{\Delta}{\delta}$	Poids
—		—	—	—	—	—	—	—	—
1903 juill.	15	300	9.1	2.7	136	737	439	1.67	55.3
—	16	550	10.4	5.7	116	1153	527	2.18	»
—	17	650	9.7	6.3	93	1111	403	2.75	»
—	18	1000	5.9	5.9	64	1157	511	2.26	»
—	20	200?	9.4	1.8	119	430	224	1.92	56
—	21	900	7	6 3	91	1440	770	1.87	56.850
—	22	300?	12.2	3.6	140	743	351	2.11	56.500
—	23	450	14.5	6.5	157	1219	538	2.26	57.950
—	24	800	3.6	2.8	118	1608	1311	1.22	58.700
—	25	700	8.4	5.8	110	1311	705	1.85	58.7
—	28	»	»	»	»	»	»	»	63.3

Cryoscopie. — Elle nous montre :

Une forte diminution de la diurèse moléculaire totale, s'accompagnant d'une diminution relativement plus forte encore de la diurèse moléculaire élaborée, d'où la production d'un rapport $\frac{\Delta}{\delta}$ très élevé, attestant d'une insuffisance rénale très accentuée, qui dure tout le temps que nous l'examinons.

Chlorurie alimentaire. — Elle nous fournit un type difficile à classer : il faut peut-être incriminer la mauvaise volonté du malade qui conserve difficilement la totalité de ses urines. On peut le considérer cependant comme un type intermédiaire, entre la 1re et la 2e variété, éliminant mal ses chlorures, présentant pourtant un schéma d'insuffisance fonctionnelle assez marqué.

En résumé : Insuffisance rénale très marquée à la cryoscopie.

Chlorurie alimentaire fournissant un type intermédiaire entre les types I et II, de Claude et Mauté.

OBSERVATION VII

Néphrite interstitielle. — Albuminurie.

L. . Marie, cinquante-trois ans, concierge, entrée le 17 décembre, salle B. Teissier, n° 18.

Rien d'intéressant à noter dans ses *antécédents héréditaires*.

Antécédents personnels. — Rien dans l'enfance. Célibataire. Nie l'éthylisme. *En 1886*, péritonite pelvienne enkystée, opérée par voie vaginale. Souvent a ressenti quelques douleurs rhumatoïdes, mais jamais de rhumatisme vrai. *Depuis trois ou quatre mois*, se plaint de fatigue générale, de perte des forces, de douleurs lombaires et interscapulaires, céphalées matinales. L'oppression et la dyspnée ont apparu ensuite. On aurait noté, il y a quinze jours, de l'albumine dans les urines.

Etat actuel. — L'aspect général est bon ; pas d'oppression au repos ; pas d'œdème des jambes, mais face un peu bouffie, avec œdème des paupières inférieures.

Rien à *l'appareil pulmonaire*. Ne tousse pas, ne crache pas, un peu d'emphysème.

Au cœur. — La pointe est assez mal localisée, bat dans les quatrième et cinquième espaces, un peu en dehors du mamelon, sans choc bien marqué. A l'auscultation, les bruits sont réguliers normaux, sans galop. Deuxième bruit aortique claqué. *Pouls hypertendu,* bat à 92 par minute.

Rien à *l'appareil digestif;* un peu de constipation habituelle, cependant. Névropathie assez marquée.

Les urines présentent un disque très net d'albumine, 34 centigrammes par litre; 31 par vingt-quatre heures. (Analyse du 19 décembre 1902 du Dr Nicolas.)

La malade sort de l'hôpital, le 26 décembre, un peu améliorée. *Elle y revient* le 2 juillet 1903. Mariée depuis trois mois, malheureuse en ménage, a subi de mauvais traitements et se plaint de beaucoup d'ennuis. Céphalée, vertiges, lassitude, surtout marqués le matin au réveil; troubles de la vue ; un peu d'œdème des jambes.

Rien de nouveau à noter à l'examen des différents appareils. Le pouls est tendu. *Tension artérielle = 25*. Gros disque d'albumine.

Elle sort sans amélioration notable pour *revenir une troisième fois* le 21 septembre 1903. L'albumine persiste toujours sous forme d'un disque très épais. Pas d'œdème des jambes.

Au cœur, la pointe n'est pas perçue. Eclat exagéré du

deuxième bruit aortique. *Hypertension très marquée.* A certains moments, petits accidents d'urémie : céphalées, douleurs dans les membres, vomissements, diarrhée.

Elle se plaint de troubles de la vision marqués à l'œil droit. Examinée par le Dr Rollet, elle présente une altération du fond de l'œil, consistant en deux taches blanchâtres, reliquat d'anciennes hémorragies, siégeant dans le domaine des vaisseaux inférieurs. Ancienne rétinite hémorragique. Actuellement, un peu d'œdème péripapillaire peu net.

Examen urinaire. — Examinées à trois reprises différentes, ses urines nous ont donné les résultats suivants :

Premier séjour. — Forte insuffisance rénale, révélée par la cryoscopie et modifiée bientôt sous l'influence du repos et du régime lacté. La malade quitte trop tôt l'hôpital pour nous permettre de pousser plus loin notre expérimentation.

Second séjour. — *Cryoscopie.* — A la lecture des courbes cryoscopiques, on note des phases d'insuffisance rénale alternant avec des périodes d'élimination normale. Comme la première fois, le repos amène rapidement une diminution du rapport $\frac{\Delta}{\delta}$ et $\frac{\Delta V}{P}$ et $\frac{\delta V}{P}$ reprennent leur valeur normale.

Chlorurie alimentaire. — A son arrivée, la malade présente une augmentation journalière du chlorure de sodium éliminé, qui retombe ensuite pendant quelques jours à un taux à peu près fixe oscillant autour de 12 gramme *pro die*.

A ce moment, l'épreuve tentée pendant trois jours, les 10, 11 et 12 janvier montre une chlorurie alimentaire défectueuse. Le schéma d'insuffisance fonctionnelle n'apparaît pas. On peut la ranger dans ceux de la deuxième catégorie de Claude et Mauté :

Troisième séjour. — La cryoscopie indique toujours une insuffisance rénale très nette.

En résumé : Insuffisance rénale assez marquée mais intermittente.

Chlorurie alimentaire donnant le type II de Claude et Mauté.

Dates		Volume	Chlorures p. lit.	Chlorures p. 24 h.	Δ	$\frac{\Delta V}{P}$	$\frac{\delta V}{P}$	$\frac{\Delta}{\delta}$	Poids	Régime
1902 Déc.	19	1500	6.4	9.6	84	2161	1157	1.85	58 k. 3	2 l. 1/2 lait. 3 pots au lait
—	20	1700	6	10.2	60	1749	682	2 54	»	—
—	21	2100	3.9	8.2	64	2305	1448	1.59	»	—
—	22	2300	4.3	11.9	75	2958	1924	1.53	»	—
—	23	1900	4.4	8 3	104	3389	2516	1.34	»	—
—	25	1700	6.6	11.22	106	3090	1951	1.58	»	—
1903 juill.	3	1900	5.3	5.3	85	1433	892	1.60	59.3	3 l. 1/2 lait 3 pots au lait
—	4	2300	6.4	14.7	87	3374	1872	1.80	»	—
—	5	3200	5.9	18.8	80	4317	2391	1.80	»	—
—	6	2500	5	12.5	80	3372	2097	1.60	»	—
—	7	1800	5.4	9.7	109	3353	2348	1.42	58.5	—
—	8	2500	4.9	12.2	90	3846	2579	1.49	»	—
—	9	2400	5.2	12.4	96	3938	2647	1.48	»	—
—	10	2500	6.9	17.2	100	4218	2457	1.71	59.260	3 l. 1/2 lait. 3 pots au lait + 10 g. NaCl + 1/2 litre tisane.
—	11	3000	7.6	22.8	98	4916	2609	1.88	59.800	
—	12	3000	7.9	23.7	99	5841	2607	1.93	58.910	
—	13	2500	5.7	14.2	100	4251	3785	1.52	58.800	3 l. 1/2 lait. 3 pots au lait Suppression de NaCl
—	15	2600	4.7	12 2	111	4899	3645	1.34	58.900	
1903 Sept.	26	2000	5.6	11.2	73	2433	1294	1.87	60 k.	

OBSERVATION VIII

Néphrite chronique. — Hémiplégie gauche. — Mort. Autopsie refusée.

C... Claudine, cinquante et un ans, employée de commerce, entrée le 6 janvier 1903. Salle B. Teissier, n° 6.

Antécédents héréditaires. — Mère cardiaque, albuminurique. Père mort jeune, d'affection indéterminée Ni frères, ni sœurs.

Antécédents personnels. — Bonne santé habituelle jusqu'à l'année dernière. A cette époque ont apparu de fréquentes céphalées, des crampes dans les jambes avec fourmillements, mais pas de doigt mort. Aurait beaucoup maigri à ce moment, œdème des jambes. Epistaxis fréquentes. Ses urines examinées contenaient une grande quantité d'albumine. Régime lacté absolu, séjour à la campagne, se trouve améliorée et engraissée.

Il y a un mois et demi, aurait présenté une fluxion de poitrine, mais sans point de côté, sans crachats rouillés, avec hyperthermie modérée, si bien qu'elle aurait continué à sortir. Souvent, accès de pseudo-asthme. Enfin, il y a deux jours, après des alternatives de pertes de connaissance, de difficulté de la parole, s'aperçoit, au réveil, d'une hémiplégie gauche, complète aux membres, légère à la face.

A l'examen. — Elle se présente avec un aspect pâle et anémique, sans œdème des jambes, ni des lombes. L'hémiplégie n'atteint que peu la face. Les pupilles sont égales et normales. Pas d'hémianesthésie. Babinsky en extension du côté paralysé.

Appareil circulatoire. — Palpitations fréquentes. Choc intense de la pointe dans le troisième espace très en dehors. Matité du cœur augmentée. L'auscultation donne des signes variables : le bruit de galop est net certains jours, moins net d'autrefois et disparaît quelquefois complètement. A la région mésocardiaque, bruit diastolique et parfois aussi mésosystolique à timbre un peu frottant, s'exagérant par la pression et la position assise ; mais ce souffle, net à l'entrée, disparaît progressivement et ne s'entend plus un mois après.

Pouls inguéal léger ; double souffle de Duroziez d'une façon assez continue. Pas de choc en dôme. Pouls régulier *à tension très forte = 30, 31* au sphygmomanomètre Potain.

Aux poumons, rien à noter, si ce n'est un peu d'oppression nocturne. Rien non plus à l'*appareil digestif.*

Les urines, troubles, peu foncées, contiennent un gros disque d'albumine (1gr35 par litre le 11 janvier) (Dr Nicolas).

L'état va progressivement en s'aggravant, l'œdème apparaît du côté hémiplégié d'abord, des deux côtés ensuite, mais toujours plus marqué du côté paralysé ; oppression nocturne, subdélire. Le galop persiste : *l'hypertension est toujours très marquée.* Anasarque bientôt considérable. La malade meurt le 30 juin 1903. L'autopsie est refusée.

Examen urinaire. — Du 3 au 18 mars, nous étudions les urines au point de vue expérimental, et voici les résultats obtenus :

	Jours	Volume	Chlorure p. litre	Chlorure Totaux	Δ	$\frac{\Delta V}{P}$	$\frac{\delta V}{P}$	$\frac{\Delta}{\delta}$	
Mars	3	350	2	0.7	71	394	294	1.2	63 k.
	4	500	1.9	0.95	75	595	503	1.18	
	7	550	3.2	1.76	77	672	501	1.32	
	9	1000	2.2	2.2	76	1206	993	1.21	
	10	700	3.6	2.52	68	747	505	1.47	
	11	1100	2.2	2.42	69	1204	970	1.24	63 k. 7
	12	1100	2.9	3.19	64	1117	808	1.38	
	13	1100	4.2	4.62	65	1134	687	1.62	10 gr. NaCl
	14	1260	5.65	7.11	66	1320	636	2.07	—
	15	1100	5	5.5	89	1658	1124	1.83	—
	16	2000	4.1	8.2	47	1682	888	1.89	
	17	3100	4.5	13.95	52	2558	1207	2.11	
	18	2100	3.9	8.19	49	1633	84c	1.94	

L'analyse chimique des urines faite par M. le Dr Nicolas nous a donné : 11 janvier 1903.

V. : 900 centimètres cubes.

		par litre	p. 24 h.
Réaction : légèrement alcaline.	Urée. . .	9.8	8.82
Couleur : jaune rougeâtre . .	Ac. urique.	1.242	1.478
Aspect : louche	Chlorures .	5.4	4.86
Dépôt : assez abondant et floconneux.	Phosphates.	1.07	0.963
Consistance : fluide.			

L'examen microscopique montre :

Des cristaux de phosphate ammoniaco-magnésien ;

De l'urate de soude ;

Des globules de pus ;

Quelques leucocytes.

L'épreuve du bleu de méthylène faite le 8 mars, montre :

Un début retardé ; un maximum retardé ; une durée un peu prolongée ; un rythme à élimination discontinue :

Soit, en résumé : Un certain degré d'*imperméabilité rénale*.

L'épreuve de la glycosurie phloridzique du 10 mars dénote une anaglycosurie complète.

La cryoscopie, montre une insuffisance rénale continue.

La chlorurie alimentaire. — Les 13, 14, 15 mars, la malade prend 10 grammes de chlorure de sodium en supplément. L'examen des urines montre que : sa diurèse aqueuse, qui se maintient pendant l'épreuve dans des limites normales, augmente ensuite très sensiblement ; les chlorures n'apparaissent en excès dans l'urine que trois jours après le début de l'ingestion, alors que l'épreuve a déjà cessé ; ils atteignent leur maximum le cinquième jour et diminuent après ; en somme, retard dans l'élimination des chlorures ; de plus, la quantité éliminée ne correspond pas à la quantité ingérée, le schéma d'insuffisance expérimentale apparaît cependant, mais après l'épreuve : troisième catégorie de Claude et Mauté.

En résumé :

Pas de cylindres.
Bleu retardé, prolongé, discontinu.
Anaglycosurie phloridzique.
Schéma d'insuffisance rénale continue.
Type II de la chlorurie alimentaire de Claude et Mauté.

OBSERVATION IX

Tuberculose pleuro-péricardique. — Séro-diagnostic négatif. Albuminurie

V... Claude, dix-huit ans, cultivateur. Entré le 17 mars 1903, salle Saint-Augustin.

Rien dans ses *antécédents héréditaires*.

Antécédents personnels. — Pas d'alcoolisme, ni de maladies vénériennes Tousse un peu depuis quelques hivers, mais jamais de bronchites bien graves, jamais d'hémoptysies. Il y a trois mois, *en décembre 1902*, est pris de phénomènes aigus du côté du poumon, point de côté violent, toux, frissons. Garde le lit un mois. Se lève non guéri, continue à tousser. Sueurs nocturnes. *En janvier 1903*, recrudescence des phénomènes, de l'œdème apparaît aux jambes. Perte des forces. Amaigrissement rapide. *Il y a huit jours*, il ressent au milieu de la nuit une douleur très vive accompagnée de syncope. Cette douleur persiste depuis, à aucun moment il n'y a eu de vomissements. Selles régulières. Pas d'hémorragies rectales, ni de mélæna.

A l'examen, il présente un facies très altéré. Les yeux sont excavés, le nez pincé.

Appareil digestif. — Pas de nausées, ni de vomissements. Ventre ballonné et douloureux dans son ensemble. Douleur plus vive au niveau de l'hypocondre droit. Rien au point de Mac-Burney. Pas d'ascite décelable ; pas de gâteau péritonéal, ni de tuméfaction des fosses iliaques. Le foie est très volumineux, déborde les fausses côtes de quatre travers de doigt, est douloureux. La rate est légèrement hypertrophiée.

Appareil pulmonaire. — Petite toux sèche, dyspnée. Légère induration du sommet droit. Rien au sommet gauche. Obscurité aux bases ; pas de râles, mais quelques frottements. Dans le reste des poumons, quelques râles de bronchite disséminés.

Appareil circulatoire. — A la percussion, la matité est augmentée dans le sens transversal : la palpation même attentive ne permet pas de sentir la pointe. A l'auscultation, tachycardie ; battements faibles, sans embryocardie. Sur le bord gauche du sternum, frottement péricardique dans le quatrième espace intercostal. *Pouls petit, très faible.*

Les urines sont rares et fortement albumineuses.

Nous l'examinons à partir du 3 juin. A ce moment, on ne note plus du côté du cœur le frottement péricardique du début. A l'inspection et la palpation, la région précordiale est absolument immobile, pas de retrait systolique ni d'ondulation de la paroi thoracique. Les bruits du cœur sont sourds, éloignés, la tachycardie accentuée. Œdème et oppression très marqués.

On applique le 2 juin, des tubes de Southey aux membres inférieurs ; on retire le 3, 1 litre de liquide pleural lactescent ; le 5 juin, de liquide ascitique.

Les 6, 7, 8 juin, épreuve de la chlorurie alimentaire. Augmentation de l'œdème.

8 juin. — 50 centigrammes de théocine. Polyurie, disparition des œdèmes.

Le malade sort de l'hôpital dans un état très grave.

Examen urinaire. — *Cryoscopie.* — Les urines cryoscopées du 3 au 12 juin nous ont montré une *insuffisance rénale très nette :*

Date	Volume	NaCl p. litre	NaCl Total	Δ	$\frac{\Delta V}{P}$	$\frac{\delta V}{P}$	$\frac{\Delta}{\delta}$	
—	—	—	—	—	—	—	—	
juin 3	250	9.65	2.41	186	762	523	1.45	Poids — 61 k.
4	250	5.35	1.34	154	631	482	1.30	
5	200	5.9	1.18	174	587	453	1.29	
6	400	8.4	3.36	186	1219	886	1.37	
7	300	9.5	2 85	194	954	671	1.56	10 gr. NaCl.
8	300	7.65	2.29	191	939	720	1.30	—
9	450	11.8	5.31	161	1187	661	1.79	
10	550	12.9	7.09	145	1307	603	2.16	
11	900	9. »	8.1	134	1977	1173	1 60	
12	400	6 8	2.72	138	905	635	1.42	

La chlorurie alimentaire montre que les chlorures sont retenus pour la plus grande part. Très légère augmentation de la diurèse aqueuse : pas de modifications de $\frac{\Delta V}{P}$ et $\frac{\delta V}{P}$. Il se produit pourtant une esquisse de schéma d'insuffisance rénale, le 7, due moins à l'augmentation des chlorures, qui est plus faible ce jour-là, qu'à la diminution plus marquée des éléments achlorés. Ce n'est qu'après la cessation de l'épreuve et sous l'influence de la théocine qu'une crise chlorurique se produit, amenant l'élévation subite du schéma d'insuffisance préexistant : type de 3e variété.

En résumé :

Schéma cryoscopique d'insuffisance rénale.

Chlorurie alimentaire donnant le type III de Claude et Mauté.

OBSERVATION X

Hypertrophie du cœur. — Bronchite et Emphysème.
Albuminurie. — Galop.
Autopsie. — Myocardite intestinale typique.
Légère sclérose rénale.

W ... Bernard cinquante et un ans, teinturier, entré le 20 octobre 1902. Salle Saint-Augustin, n° 40.

Rien à signaler dans ses *antécédents héréditaires.*

Antécédents personnels. — Bonne santé habituelle. A maigri cependant depuis deux ans, tousse depuis cette date. Alité depuis quinze jours, entre à l'hôpital pour oppression et perte des forces.

Aux poumons. — Dyspnée très marquée avec accès d'oppression surtout nocturnes. Expectoration abondante, muco-purulente. L'inspection révèle un thorax globuleux symétrique. A la palpation les vibrations paraissent normales sauf au sommet gauche où elles sont diminuées. A l'auscultation, râles piaulants et sibilants dans toute l'étendue des poumons. Respiration soufflante aux deux sommets.

Au cœur.— Palpitations avec tachycardie. Dilatation du cœur droit. Bruit de galop.

Rien à l'abdomen. Langue un peu saburrale.

Appareil urinaire. — Pollakyurie. Albuminurie. Disque d'urates. Pas de petits signes de brightisme.

L'examen microscopique fait par M. le Dr Cade montre *quelques cylindres* très étroits, clairs, avec de rares noyaux inclus. *Pas de cylindres granuleux.* Les préparations sèches fixées à l'alcool-éther et colorées à l'hématéine-éosine démontrent la présence d'assez nombreux *cylindres étroits*, colorés en rose, contenant quelques rares cellules uni ou multi-nucléées. Pas de cylindres épithéliaux. En somme, douze polynucléaires pour quatre-vingt-huit cellules mononucluéées. Les cylindres sont très peu granuleux. . . . .

Régime lacté absolu. Son état s'améliore. Reprise de l'alimentation ordinaire le 12 novembre 1902.

Les œdèmes apparaissent bientôt aux jambes ; les urines diminuent de quantité et prennent une coloration foncée ; la dyspnée augmente ; quelques râles fins aux bases.

On entreprend les diverses médications diurétiques sans beaucoup de succès. Cependant l'apocynum donné pendant huit jours à partir du 1er décembre provoque une polyurie marquée, mais sans diminution de l'oppression ni des œdèmes. Malgré la caféine, la digitale, les œdèmes augmentent toujours, envahissant la verge et le scrotum. La digitaline essayée en dernier lieu provoque en trois jours : 11 litres d'urine sans rétrocession marquée des œdèmes. L'oppression est cependant moindre. Entre temps, le malade est soumis à des purgations répétées d'eau-de-vie allemande. Malgré tout, les urines baissent progressivement de quantité, prennent une teinte hématique, se chargent d'urates. L'œdème de la paroi abdominale augmente formant un gros bourrelet sous-ombilical. Le pouls faiblit, devient très petit et très rapide ; des crachats sanglants surviennent, le muguet apparaît et le malade meurt le 26 janvier 1903.

Autopsie. — Le 28 janvier 1903.

A l'ouverture du thorax, épanchement pleural assez abondant : 1 litre environ de chaque côté.

Poumons. — Poumon droit 650 grammes, rien de particulier. Poumon gauche : 690 grammes, pneumonie de tout le lobe inférieur qui explique les crachats sanglants et adhérents des derniers jours. D'aucun côté, il n'y a d'adhérences, de tubercules, de cicatrices.

Cœur. — Poids : 470 grammes. Un peu d'hydropéricardie. Cœur très hypertrophié : l'hypertrophie porte presque uniquement sur le ventricule gauche dont les parois ont doublé d'épaisseur. Type du cœur rénal. Ventricule droit légèrement dilaté. Pas de lésions orificielles.

A la naissance de l'aorte, au delà des sigmoïdes : quelques plaques athéromateuses formant un bourrelet circulaire.

L'aorte est saine dans le reste de son étendue.

Examen microscopique. (Dr Paviot). — Le myocarde présente les lésions typiques de la *myocardite interstitielle chronique avec artérite*. Non seulement les espaces interstitiels du muscle sont épaissis, devenus hyalins, colorés en rose pâle, et ne sont plus fibrillaires, mais encore on voit autour de toutes les artérioles une épaisse étoile conjonctive qui pénètre le muscle voisin. On voit aussi, loin de tout vaisseau des traînées de tissu conjonctif interrompant et morcelant brusquement des faisceaux de muscle. Enfin, les artères présentent toutes des lésions d'endartérite marquée qui vont souvent jusqu'à l'oblitération du vaisseau.

Foie. — Congestionné, poids : 1430 grammes, un peu l'aspect du foie muscade ; pas de cirrhose.

Rate. — Poids 110 grammes. Rien de particulier.

Reins. — Poids : chacun 210 grammes — augmentés de volume, de coloration blanc jaunâtre, se décortiquent facilement. Pas d'épaississement marqué de la capsule. Quelques kystes superficiels et un aspect granuleux de toute leur surface externe. A la coupe, la substance corticale bigarrée est plutôt augmentée de volume ; la substance médullaire est normale.

Examen microscopique (Dr Paviot). — Les lésions rénales sont très minimes. Sur les coupes qui comportent des tubes droits vus en long, on constate la dilatation des capillaires du rein cardiaque. Toujours au niveau des tubes droits, les artères que l'on peut observer sont bien entourées d'un anneau fibreux qui ne s'étend pas très loin. Le tissu interstitiel, d'autre part, n'offre que des épaississements localisés et dans la substance labyrinthique forme quelques étoiles fibreuses où les tubes contournés sont en collapsus et les glomérules rencontrés à l'état fibro-hyalin. Mais ces étoiles fibreuses sont de faible étendue ; elles ne partent pas de la capsule, elles ne se rejoignent pas entre elles. Elles paraissent anciennes sans cellules embryonnaires. Enfin la capsule elle-même n'offre pas d'épaississement notable. Ça et là cependant une capsule de Bowmann offre un peu d'épaississement hyalin, mais cette lésion interstitielle est très légère.

Quant aux épithéliums des tubes, ils sont dans un parfait état de conservation pour une autopsie faite après les vingt-quatre heures. Pas même de tuméfaction trouble. Ils ne sont pas dilatés ; leur lumière est le plus souvent normale, sans boules ni débris hyalins.

Examen urinaire. — Les urines régulièrement examinées du 12 décembre au 23 janvier 1903 nous ont donné les résultats suivants :

Jours	Volume	Chlorures p. litre	Chlorures Totaux	Δ	$\frac{\Delta V}{P}$	$\frac{\delta V}{P}$	$\frac{\delta}{\Delta}$	
—	—	—	—	—	—	—	—	
Déc. 1902 16	1000	5.8	5.8	88	1116	668	1.82	
17	800	3.4	2.72	95	964	753	1.28	
18	1200	6 »	7.2	73	1111	554	2.18	
19	900	3.6	3.24	86	982	753	1.30	
20	1100	2.6	2.86	72	1005	763	1.28	
21	150	1.7	2 46	52	956	765	1.25	
22	1300	1.9	2.47	54	890	699	1.27	10 gr. NaCl.
23	900	0.9	0.8	75	856	793	1.08	—
24	1100	4 »	4.4	90	1256	915	1.37	—
25	350	3 »	1.05	114	505	425	1.19	
27	950	2.9	2.75	115	1386	1175	1.17	
29	2650	4.2	11.13	70	2354	1492	1.57	
31	1900	8.9	16.9	96	2314	1005	2.30	
Janv. 1903 2	1100	6.4	7.04	194	2835	2163	1.35	
5	1100	7.15	7.86	121	1689	1094	1.40	
6	1100	5.6	6.16	105	1405	988	1.48	
7	700	5.5	3.8	118	1048	750	1.39	
8	1100	6 »	6.6	115	1605	1094	1.46	
9	1100	7 2	7.9	134	1870	1257	1.48	
10	500	6.1	3.05	156	989	753	1.31	
11	500	6.6	3.3	186	1187	924	1.28	
12	1000	6.6	6 6	188	2385	1874	1.27	
13	700	5.5	3.85	180	1598	1300	1.23	
14	1200	4.2	5.04	128	1949	1559	1.25	
15	1400	6.»	8.2	126	2238	1588	1.41	
16	1200	4.9	5.18	140	2131	1676	1.27	
17	900	5.9	5.3	144	1644	1233	1 33	
20	500	7.4	3.7	160	1015	728	1 39	

Au point de vue chimique : (examen du Dr Nicolas, le 7 janvier).

Pas de nucléo-albumine, ni d'albumose.

Présence d'albumine acéto-soluble de Patein.

Albumine totale : 15 gr. 22 par litre dont sérine 15 grammes ; globuline 0 gr. 22.

Au point de vue de la perméabilité rénale :

L'épreuve du *bleu de méthylène* et de la *glycosurie phloridzique* n'ont pas été reproduites. Nous transcrivons les résultats du Dr Miorcec qui a précédemment observé ce malade et lui a trouvé une élimination du bleu de méthylène et une glycosurie phloridzique normales.

Cryoscopie. — Au mois de novembre, le Dr Miorcec trouvait une insuffisance rénale très nette. Ce shéma d'insuffisance rénale persiste pendant tout le temps que nous l'examinons, paraissant associé à un ralentissement de l'activité circulatoire.

Chlorurie alimentaire. — Au mois de novembre, elle permet de ranger le malade dans ceux de la *première variété* de Claude et Mauté ; il nous apparaît, au mois de décembre, avec le pronostic beaucoup plus sombre et à peu près fatal des malades de la *quatrième variété.* — L'ingestion de 10 grammes de chlorure de sodium non seulement ne provoque pas d'hyperchlorurie, mais provoque même une diminution du taux des chlorures dans l'urine entraînant presque la disparition du schéma d'insuffisance rénale qui existait précédemment.

En résumé :

Quelques cylindres non granuleux.
Glaucurie et glycosurie phloridzique normales.
Shéma d'insuffisance rénale continue.
Chlorurie alimentaire donnant les types I et IV de Claude et Mauté.

OBSERVATION XI

Rhumatisme articulaire aigu. — Souffle systolique de la pointe. — Epanchement pleural droit. — Péricardite sèche. — Albuminurie. — Néphrite. — Hypertension artérielle.

C... Antoine, cinquante et un ans, corroyeur, entré le 28 décembre 1902. Salle Saint-Augustin, n° 29.

Sans *antécédents héréditaires, ni personnels* bien nets. Jamais de rhumatisme avant la poussée actuelle. Revient à deux reprises dans le service : la première fois, pour une attaque de rhumatisme aigu polyarticulaire avec fièvre (39°7, 39°3) et gonflement des articulations, cédant rapidement à l'antipyrine, mais réapparaissant dès la cessation du médicament. Présente ainsi six rechutes successives

Aux poumons. — Congestion des bases avec toux et expectoration spumeuse. Au bout de quelques jours se développe un épanchement pleural droit, avec matité remontant jusqu'à l'angle inférieur de l'omoplate, obscurité respiratoire, sans souffle, dont l'examen cytologique et le séro-diagnostic restent négatifs au point de vue de la tuberculose et qu'il faut rattacher au rhumatisme.

Au cœur. — La pointe bat dans le sixième espace, difficilement sentie. Souffle systolique à la pointe, en jet de vapeur, se propageant dans l'aisselle. Dans la région mésocardiaque, léger bruit mésosystolique qui est inconstant.

Foie. — Est gros, douloureux, déborde fortement les fausses côtes, arrive presque à l'ombilic.

Urines. — Présentent un disque très marqué d'albumine.

Le malade sort au bout d'un mois incomplètement guéri. Il revient, le 10 juillet 1903, avec de l'oppression, de l'œdème des jambes.

Aux poumons. — Il a toujours conservé de l'obscurité surtout marquée à la base droite, sans signes nets d'épanchement.

Cœur. — Présente une matité augmentée. A l'auscultation, rythme à trois temps, donnant l'impression d'un galop. Ce rythme de galop aurait été très net à la consultation, avant son entrée. Cependant, ce bruit surajouté est d'intensité variable, de timbre changeant et pourrait n'être qu'un frottement. *Le pouls est tendu et régulier.*

Le foie dépasse de trois travers de doigt le rebord des fausses côtes. Il est douloureux. Pas d'ascite décelable.

Urines. — Présentent un très gros disque d'albumine, pouvant faire songer à une néphrite liée à la fois au rhumatisme et aux troubles circulatoires.

9 juillet. — Forte oppression, on applique des sinapismes.

15 juillet. — L'état est assez satisfaisant, l'oppression moindre; léger œdème des jambes laissant un godet à la pression.

16 juillet. — Essai de chlorurie alimentaire : 10 gr. NaCl en quatre cachets. A vomi environ dix minutes après chaque cachet. N'en a pris que trois. On suspend l'épreuve.

On recommence le 20. Le 20 et 21, ingestion de 10 gr. NaCl en solution. Oppression, œdème.

Sous l'influence du régime hypochloruré, l'œdème diminue, mais cette amélioration ne dure pas Son état empire bientôt et le malade meurt avec un anasarque considérable du tronc et des membres, le 15 septembre 1903.

Résumé de l'autopsie. — (Dû à l'obligeance de M. le Dr Cade.) Facies émacié, jaunâtre. Tronc et membres anasarqués.

Aux poumons. — Symphyse pleurale, non totale, peu serrée à gauche, rendant à droite la décortication impossible. Poumons congestionnés avec bases, ne crépitant plus, remplies de sang. Pas d'infarctus, pas de tuberculose.

Au cœur. — Pas de symphyse du péricarde, mais des traces videntes de péricardite sèche. Le cœur est maintenu fixé dans sa osition par la symphyse médiastine bilatérale. Cœur gros dans on ensemble, mais surtout dilaté. Orifice mitral dilaté. Quelques plaques jaunes sur la grande valve et aussi sur les valves aortiques. Pas d'insuffisance aortique. Dilatation de l'aorte sans plaques athéromateuses.

Foie cardiaque. Périhépatite.

Reins de volume normal : décortication facile.

Examen urinaire. — Nous n'avons examiné ce malade qu'à son second séjour à l'hôpital. au moment où une *hypertension artérielle* notable, une *albuminurie constante*, un *rythme à trois temps assimilable à un galop*, ont pu donner l'impression d'une localisation secondaire au niveau du rein, sous l'influence du rhumatisme et des troubles circulatoires qu'il avait entraînés.

Nous avons noté à ce moment :

Dates		Vol.	Chlorure p. lit.	Chlorure totaux	Δ	$\frac{\Delta V}{P}$	$\frac{\delta V}{P}$	$\frac{\Delta}{\delta}$	Poids	Observations
1903 juillet	8	400	5.3	2.1	187	1335	1106	1.2	56 k.	
	9	350	5.8	2 »	242	1512	1293	1.16		
	10	350	3.3	1.1	128	800	639	1.25		
	11	300	3.7	1.1	125	669	549	1.21		
	12	300	3.2	0.9	128	685	582	1.17		
	13	300	3.5	1 »	126	675	561	1.2		
	15	300	3.9	1.1	123	632	511	1.23	58.3	
	16	550	4 »	2.2	120	1132	903	1.25	»	10 g. NaCl
	17	300	2.7	0.8	124	638	554	1.25		
	18	300	2.8	0.8	124	638	550	1.16		
	20	450	3.1	1.4	171	1267	1128	1.12	60.7	
	21	300	3.4	1 »	120	587	486	1.2	61.3	10 g. NaCl
	22	325	3.8	1.2	138	721	600	1.2	62.2	—
	23	275	4 »	1.1	111	489	383	1.27	62.3	
	24	250	9.5	2.3	83	333	103	3.23	62.1	
	25	1650	5 »	8.2	56	1503	691	2.32	61.450	
	28								58.280	

Cryoscopie. — Elle nous montre :

1° Une diurèse moléculaire totale faible ;

2° Une diurèse moléculaire élaborée également très diminuée ;

3° Une valeur de $\frac{\Delta}{\delta}$ faible également, mais relativement trop élevée pour les valeurs de $\frac{\Delta V}{P}$ et $\frac{\delta V}{P}$ c'est-à-dire indiquant en même temps qu'un trouble circulatoire au niveau du rein une insuffisance des échanges tubulaires.

En résumé : Schéma continu, mais peu marqué d'insuffisance rénale associé à une insuffisance circulatoire.

Chlorurie alimentaire. — On note une absence complète de l'élimination des chlorures, sans modifications appréciables des valeurs de $\frac{\Delta V}{P}$, $\frac{\delta V}{P}$ et $\frac{\Delta}{\delta}$ indiquant la quatrième variété.

En résumé :

Schéma cryoscopique d'insuffisance rénale.

Chlorurie alimentaire donnant le type IV de Claude et Mauté.

OBSERVATION XII

Artério-sclérose. — Schéma d'insuffisance rénale.

R.. Joseph, cinquante-huit ans, concierge, entré le 13 juin 1903, salle Saint-Augustin, n° 20.

Rien à noter dans ses *antécédents héréditaires ou collatéraux.*

Antécédents personnels. — Pas de maladies dans l'enfance A fait sept ans de service militaire. Fait prisonnier en 1870, a conservé depuis des douleurs rhumatoïdes revenant dans les lombes, le thorax, les bras. A essayé contre elles un nombre relativement exagéré de vésicatoires, qui même, il y a trois ans, auraient déterminé de la cystite et des hématuries.

Pas de syphilis; éthylisme assez marqué autrefois; le nie actuellement.

Hydrocèle opérée il y a six ans par ponction et injection de teinture d'iode.

Depuis ces derniers temps perte des forces, présente des vertiges, des étourdissements, de la céphalée occipitale, des crampes dans les jambes, des palpitations, quelquefois un peu d'angoisse précordiale et très nettement le phénomène du doigt mort.

A son entrée. — Le facies est pâle, l'amaigrissement, notable à ce que dit le malade.

Aux poumons. — La respiration est un peu emphysémateuse.

Au cœur. — La pointe est dans le quatrième espace un peu en dehors ; pas de galop, pas de souffle ; mais quelques irrégularités, quelques faux pas avec légère tachycardie.

Le pouls est plein, tendu. *Pression artérielle = 20 à 21* au sphygmomanomètre Potain. Pas d'œdème.

Rien à l'*appareil digestif.*

A l'appareil urinaire. — Rien au point de vue fonctionnel. Les urines sont abondantes, très claires, sans aucun dépôt, sans albumine.

Nous n'avons examiné ce malade que pendant deux jours à cause de son rapide départ de l'hôpital et, pendant ces deux jours, avec une diurèse aqueuse un peu exagérée, la cryoscopie nous révèle une diurèse moléculaire totale et élaborée variant dans des limites normales et un rapport beaucoup trop élevé, indiquant une *forte insuffisance rénale.*

Date	Volume	Chlorure par litre	Chlorure Totaux	$\frac{\Delta V}{P}$	$\frac{\delta V}{P}$	$\frac{\Delta}{\delta}$	Poids
—	—	—	—	—	—	—	—
16	2000	13.1	26.2	4861	2275	2.12	61.3
17	2000	12.8	25.6	4763	2236	2.13	

OBSERVATION XIII

Néphrite syphilitique de la période secondaire.

P... Antoine, trente et un ans, chaudronnier. Entre le 22 octobre 1903, salle Saint-Augustin, n° 18.

Rien à signaler dans ses *antécédents héréditaires.*

Antécédents personnels. — N'a jamais fait de maladies graves. Ethylisme.

Il y a quinze jours, aperçoit de l'œdème des jambes : éprouve une grande lassitude ; urines rares et foncées. S'arrête de travailler. Quatre jours après, entre à l'hôpital.

A l'examen. — Le facies est pâle et bouffi ; les paupières sont œdémateuses.

Chancre de la verge sur lequel le malade s'obstine à ne donner aucun renseignement. Polyadénie inguinale. Angine avec plaques opalines sur l'amygdale droite. Sur tout le corps et sur les membres, éruption maculo-papuleuse, avec quelques papules desquamantes.

Œdème marqué des membres inférieurs, du scrotum, de la paroi abdominale.

Rien au cœur. Le pouls est petit, non accéléré de *tension faible.*

Aux poumons. — Quelques râles de bronchite. Rien au tube digestif. Température normale.

Urines très foncées : couleur de vin de Porto. Gros disque d'albumine.

On institue le traitement spécifique. Deux pilules de Dupuytren ; 3 grammes d'iodure de potassium.

27 octobre. — L'œdème diminue sensiblement aux membres inférieurs, persiste au scrotum.

Le facies est très pâle et très altéré.

31 octobre. — On remplace les pilules par les injections d'huile biiodurée (4 milligrammes de substance active), depuis le 29, diarrhée d'abord peu marquée, mais qui devient plus sévère chaque jour.

Cette diarrhée persiste, s'aggrave. Le 9 novembre, *on supprime le traitement.*

14 novembre. — Urines toujours très rares. V = 300 en moyenne.

Le malade se cachectise progressivement, il est très pâle, la peau est blanche, squameuse ; l'éruption a presque disparu. Cœur rapide. Pouls tachycardique *de faible tension* ; 16 au syphygmomanomètre Potain.

17 novembre. — On *recommence les injections biiodurées.* Pouls : 120.

1er décembre. — Les urines sont plus claires, plus limpides. Restent rares. V = 450.

22 décembre. — Le malade est absolument ressuscité. Il urine jusqu'à *2 litres 1/2* par jour : pollakiurie nocturne. L'alimentation est reprise depuis quelques jours. Le malade a augmenté de *4 kilogrammes*. Le teint est moins pâle. Toujours un peu d'œdème des jambes.

Réflexes rotuliens plutôt exagérés. surtout à gauche. Réflexes cutanés normaux. Réflexe pharyngien presque aboli.

Cœur normal. Pointe dans le V. Pas de galop ; pas d'éclat du 2e bruit aortique. Le pouls est à 100, régulier.

Tension artérielle : 23 à 24.

La diarrhée a disparu. Pas de céphalée. On cesse le biiodure.

Il sort le 24 dans un état assez satisfaisant.

Examen urinaire. — Nous avons examiné le malade au point de vue urinaire du 23 octobre au 24 décembre, autant que nous l'a permis son état. Nous avons dû cesser l'examen au moment de la diarrhée abondante et continue.

Analyse chimique et microscopique (Dr Nicolas).

Cette analyse a été faite à trois reprises différentes : 1° A l'entrée du malade à l'hôpital ; 2° au moment où son état était très grave ; 3° au moment où l'amélioration est définitive.

La 1re (27 octobre) montre une forte diminution du volume d'urines. 400 avec :

Grosse albuminurie : 11 gr, 66 par litre ; 4 gr. 664 par 24 h.

Diminution des éléments normaux : urée, 30 grammes par litre ; 12 grammes par vingt-quatre heures. Des cylindres hyalins, des leucocytes en grande abondance et des globules de pus.

La deuxième analyse (17 novembre) montre :

Des urines diminuées de quantité et très foncées.

Une forte albuminurie, 6 gr. 80 par litre ; 3,40 par 24 h., des éléments normaux en quantité normale : urée, 35 grammes au litre ; 17 gr. 50 par vingt-quatre heures.

De l'hyperchlorurie, 4 gr. 6 au litre ; 2 gr. 3 par vingt-quatre heures.

La troisième analyse (15 décembre) montre : . . .

Des urines abondantes, beaucoup plus claires, une albuminurie beaucoup plus faible : 55 au litre, soit 1 gr. 32 par vingt-quatre heures.

Une élimination normale des composés urinaires : urée, 9 grammes au litre ; 21 gr. 6 par vingt-quatre heures.

De l'hyperchlorurie : 9 gr. 2 par litre : 23 gr. 08 par vingt-quatre heures; pas de cylindres urinaires, des globules rouges, blancs, des globules de pus.

Cryoscopie. — Nous avons obtenu les résultats suivants :

	Jours	Vol.	Chlorure		Δ	$\frac{\Delta V}{P}$	$\frac{\delta V}{P}$	$\frac{\Delta}{\delta}$	Poids	Albumine
			p. lit.	totaux						
1903	—	—	—	—	—	—	—	—	—	—
Oct.	23	500	12.2	6.1	173	1358	778	1.74	63.7	6 gr. p. 24 heures
	24	500	12.2	1.7	178	542	384	1.41	63.8	—
	27	400	6.1	2.4	102	1125	897	1.25	64.7	4.664 p. 24 heures
	28	350	5.5	1.9	188	1037	836	1.21	64.7	—
	29	400	8.1	3.2	192	1187	884	1.34	64.7	1.20 p. 24 heures
	31	550	13	7.1	208	1765	1097	1.60	64.8	—
Nov.	3	300	13	3.9	185	873	502	1.70	63.5	—
	12	350	7.2	2.5	175	1075	821	1.30	»	—
	13	320	5.6	1.7	178	1017	823	1.23	»	—
	14	300	6.2	1.8	180	964	763	1.26	56	—
	17	500	4.6	2.3	194	1732	1485	1.16	»	3.40 p. 24 heures
	18	400	4.4	1.7	169	1207	1016	1.18	»	—
	19	475	4.4	2	188	1594	1368	1.16	»	—
	20	350	6.1	2.1	182	1137	906	2.25	52 (le 24)	—
Déc.	1	450	12.6	5.6	180	1358	711	1.91	»	2 gr. p. 24 heures
	15	2400	9.2	23.08	90	3857	1447	2.65	»	1 gr. 32 —
	22	2400	9	21.6	100	4395	2002	2.19	54.6	— —

La cryoscopie montre trois phases successives :

Première période : Du 23 octobre au 16 novembre : de l'insuffisance rénale avec $\frac{\Delta V}{P}$ et $\frac{\delta V}{P}$ faibles ; hypochlorurie, et oligurie : pression artérielle faible.

Deuxième période : du 14 novembre au 1er décembre : pas de schéma d'insuffisance rénale avec $\frac{\Delta V}{P}$ et $\frac{\delta V}{P}$ toujours faibles, hypochlorurie et oligurie; pression artérielle faible.

Troisième période : du 1er décembre au 22 décembre : Réapparition de schéma d'insuffisance rénale qui s'élève considérablement (jusqu'à 2,65 avec une $\frac{\Delta V}{P}$ normale, plutôt forte, de la polyurie (2400 c.c.) de l'hyperchlorurie (21 à 23 grammes de NaCl) : pression artérielle forte (23 à 24).

OBSERVATION XIV

Néphrite chronique.
Autopsie. — Sclérose rénale très marquée.

D... Joseph, trente-cinq ans, terrassier, entré le 28 septembre 1903, salle Saint-Augustin, n° 9.

Pas d'antécédents héréditaires.

Antécédents personnels. — S'est toujours bien porté. N'a fait cependant que six mois de service militaire. Réformé pour faiblesse de constitution. Sujet aux bronchites. Jamais d'hémoptysies. Boit en travaillant 3 ou 4 litres de vin par jour ; peu d'absinthe et de liqueurs.

L'affection actuelle a débuté à la fin du mois d'avril 1903 par de l'œdème périmalléolaire qui s'est rapidement étendu aux membres inférieurs. Depuis, a fait plusieurs séjours dans divers hôpitaux, et devant l'impossibilité de reprendre son travail, se décide à entrer à l'hôpital.

A l'entrée. — Facies pâle et bouffi; anasarque généralisé; mains et poignets également œdématiés. Aphonie presque complète, ayant débuté depuis trois semaines. Subjectivement il accuse des maux de tête, des crampes fréquentes intenses de l'héméralopie. Pas de cryesthésie, pas de douleurs lombaires.

Aux poumons. — Signes d'emphysème et de bronchite. Dyspnée très vive.

Au cœur. — La pointe est dans le 5e espace et en dehors du mamelon. Tendance au bruit de galop. P. = 80, *régulier, tendu et fort.*

Etat saburral des voies digestives. Le foie est douloureux. Pas de diarrhée, ni de constipation.

Les *urines* sont pâles, abondantes, présentent un disque énorme d'albumine.

On prescrit le régime lacté : 3 litres de lait, 2 à 3 potages au lait.

Le 12 octobre, pas d'amélioration sensible, l'anasarque persiste, la dyspnée est très vive : les urines sont toujours abondantes A 11 h. 1/2 du matin, on fait une saignée de 400 grammes $\Delta = -0°, 64$, NaCl = 6 gr. 5 par litre.

13 octobre. — L'état n'est pas meilleur. Malade abattu. Dyspnée persistante.

17 octobre. — Devant la persistance de l'œdème, on applique des tubes de Southey. Le liquide d'œdème examiné donne $\Delta = -0°, 65$, NaCl = 7 gr. 8 par litre.

21 octobre. — L'état s'aggrave de plus en plus. Injection d'éther et de caféine ; depuis deux jours ne boit qu'un litre de lait, pas de potages. Ne conserve plus ses urines. A 11 heures du matin, on applique des ventouses scarifiées ; le sérum recueilli après décantation est un liquide louche, $\Delta = -0°, 68$, NaCl = 6 gr. 9 par litre.

22 octobre. — L'oppression est considérable. Orthopnée. Quelques vomissements depuis hier. Constipation ; on prescrit une purgation d'eau-de-vie allemande.

23 octobre. — La purge reste sans effet : on ordonne une deuxième purgation. Le malade reste nuit et jour assis sur le bord de son lit, en proie à une dyspnée intense ; il prend à peine un demi-litre de lait, pas de tisane, pas de potages. Il meurt dans l'après midi.

Autopsie, le 24 octobre.

Poumons. — Un litre de liquide environ à droite : presque pas à gauche. Quelques adhérences de chaque côté. Les poumons ne présentent rien au sommet : ni cicatrices, ni tubercules : ils sont gros, emphysémateux, avec un peu de pus dans les bronches. — *Poumon droit*, 730 grammes, un peu affaissé, atélectasié, Un tubercule crétacé sur la partie moyenne de sa face externe *Poumon gauche*, 730 grammes. Congestion de la base.

Cœur. — Gros cœur de Traube. Poids = 500 grammes. Très hypertrophié. L'hypertrophie porte uniquement sur le ventricule gauche dont la paroi atteint 2 à 3 centimètres d'épaisseur. Le ventricule droit n'est pas dilaté. Pas de lésions orificielles. L'aorte est saine : son calibre est normal, pas d'athérome.

Foie. — Poids = 1500 grammes, congestionné, sans sclérose.

Rate. — Poids = 125 grammes, aspect normal.

Appareil urinaire. — *Rein droit* : poids 115 grammes diminué de volume, scléreux avec capsule adhérente. *Rein gauche* : poids = 22 grammes, très atrophié, très adhérent à la capsule cellulo-adipeuse. Substance corticale atrophiée, à tel point qu'il paraît réduit aux bassinets. — Les uretères n'ont rien de particulier. La vessie contient du pus.

Résultat de l'examen microscopique. (Dû à l'obligeance de M. le Dr Cade.) *Les reins* sont fixés par l'alcool, et colorés à l'aide de l'hématéine-éosine. Les deux reins ont un aspect assez semblable. Le processus est peut-être plus intense dans le petit rein, dont les glomérules visibles, reconnaissables, sont moins nombreux.

Les glomérules sont détruits ou en voie de destruction par évolution scléreuse. Les vaisseaux sont très altérés ; les artères pour la plupart atteintes d'endo-périartérite à un degré très marqué avec diminution de leur lumière.

Les tubes contournés sont presque complètement détruits : leur épithélium a perdu plus de la moitié de sa hauteur ; il est granuleux, fréquemment disloqué avec noyau souvent achromatophile et par conséquent incolore. La lumière de ces tubes présente des débris granuleux. Les autres tubes du système urinifère ne sont plus représentés que par des canaux revêtus de cellules basses, à noyau bien coloré, contenant assez souvent des cylindres hyalins.

Le tissu interstitiel est très développé : il existe une sclérose très marquée, avec, par ilots, une infiltration d'éléments inflammatoires.

En somme : lésions rénales diffuses ; sclérose très accentuée ;

altérations artérielles très marquées : glomérules détruits ou en voie de destruction : épithéliums sécréteurs détruits ou en voie de destruction.

Examen urinaire. — Examinées pendant une semaine, du 13 au 20 octobre, les urines nous ont fourni les résultats suivants :

	Dates	Volume	Chlorure p. 24 heures	$\frac{\Delta V}{P}$	$\frac{\delta V}{P}$	$\frac{\Delta}{\delta}$
	—	—	—	—	—	—
Octobre 1903	13	1600	6.72	1086	575	1.88
	14	1450	5.65	984	554	1 77
	15	1700	7.14	1176	632	1.85
	16	2000	9.6	1383	653	2.11
	17	1800	7.92	1393	665	2.09
	19	1600	6.5	1187	688	1.72
	20	1600	7.3	1227	667	1.82

La cryoscopie montre, avec un volume d'urine normale et même plutôt exagérée, des éliminations constamment inférieures à la normale. Les diurèses moléculaires totale et élaborée sont très faibles et leur rapport beaucoup trop élevé indique une insuffisance très notable de la valeur des échanges au niveau des tubuli.

En résumé : *insuffisance rénale très accentuée et continue.*

OBSERVATION XV

Néphrite interstitielle. — Hémiplégie droite. — Rétinite albuminurique.

Autopsie. — Petits reins rouges scléreux. — Foyer d'hémorragie cérébrale.

Q..., Henriette, trente-neuf ans, ménagère, entrée le 21 novembre 1902, salle B. Teissier, n° 4.

Antécédents personnels. — Très bonne santé jusqu'à ces deux dernières années, a eu trois enfants dont deux encore vivants sont bien portants.

Depuis deux ans, maux de tête fréquents, asthénie croissante, trouble de la vue, ayant apparu successivement aux deux yeux et dépendant d'une *rétinite albuminurique typique* avec pâleur très marquée de la papille (D Jacqueau.)

Pendant ce temps, trois ou quatre ictus caractérisés par une chute brusque accompagnée de perte de connaissance, sans mouvements convulsifs, sans paralysies consécutives.

Il y a deux mois, on constate de l'albumine dans ses urines, et le régime lacté lui est prescrit. Jamais d'œdème des jambes.

Hier brusquement, se sent un peu plus fatiguée et voit apparaître une paralysie du côté droit avec aphasie complète sans ictus, sans chute, sans perte de connaissance. Entre à l'hôpital.

Actuellement. — L'aphasie a un peu diminué. Elle dit quelques mots quoique gênée dans leur articulation par une déviation linguale très marquée.

A la face, paralysie faciale inférieure droite. — Aux membres ; hémiplégie, moins complète qu'à son entrée. — Hémihypoesthésie du côté droit : hypoestésie de la conjonctive et de la cornée du côté paralysé.

Réflexes très exagérés du côté droit. Babinski en extension à droite. Clonus du pied. — Du côté sain : un peu d'exagération des réflexes sans Babinski, ni clonus.

Organes des sens. — Cécité à peu près complète ; ouïe assez bonne.

Au cœur. — Pas d'hypertrophie apparente, pas de galop.

Tension artérielle : 24, 25. Rien aux poumons, ni à l'appareil digestif. La température est normale.

Les urines sont claires, contiennent un fort disque d'albumine rétractile.

L'état général ne s'améliore pas. Troubles urémiques divers : Céphalées intenses, accès de délire suivi d'un état subdélirant, nausées, vomissements, épistaxis, Cheyne-Stokes... Crises convulsives épileptiformes terminales.

La malade meurt le 27 janvier.

Autopsie le 29 janvier.

Rien de particulier à l'ouverture du thorax et de l'abdomen.

Poumons : poids = 440 grammes chacun. — Poumon gauche légèrement emphysémateux mais surtout fortement engoué dans les parties postérieures. Léger exsudat de la plèvre gauche. Poumon droit : un peu d'engouement moins marqué cependant.

Cœur. — Poids = 540 grammes : très hypertrophié, sans dilatation. Le péricarde présente un léger exsudat indiquant un début de péricardite contemporaine de la pleurésie terminale.

Pas d'athérome aortique.

Foie. — 1,210 grammes normal : *Rate*, 155 grammes normale.

Reins. — Petits, rouges et sclérosés, rein droit = 100 grammes ; rein gauche = 90 grammes. La décortication arrache des morceaux de substance rénale. Surface tout à fait granuleuse. Saillies glanduleuses des tubes avec dépression scléreuse. Vascularisation augmentée.

Encéphale. — Un peu d'adhérence au niveau des cérébrales postérieures. L'hémisphère droit présente un petit foyer ancien d'hémorragie, visible sur la coupe frontale et s'étant produit à la limite du noyau lenticulaire et de la capsule externe. L'hémisphère gauche montre un gros foyer d'hémorragie cérébrale, en un point symétrique : foyer déjà ocreux, avec quelques caillots non encore résorbés. Ce foyer se prolonge suivant une ligne horizontale occupant les trois coupes, pédiculo-frontale, frontale et pariétale.

Rien au *cervelet*.

Bulbe et protubérance. — Un petit anévrisme à gauche de date ancienne de la grosseur d'un grain de plomb ; quelques petits foyers hémorragiques récents à droite.

Examen urinaire. — Voici les résultats obtenus :

	Dates	Volume	Chlorure p. litre	Chlorure p. 24 heures	$\frac{\Delta V}{P}$	$\frac{\delta V}{P}$	$\frac{\Delta}{\delta}$
	—	—	—	—	—	—	—
Décembre 1902	16	950	4.1	3.9	1652	1160	1.42
	17	1000	3 »	3 »	1678	1298	1.29
	18	1100	3.8	4.2	1844	1316	1.40
	19	450	4 »	1.8	689	462	1.49
	20	1400	4.7	6.5	1884	1052	1.79
	21	1050	4.3	4.5	1413	841	1.68
	25	1200	3.1	3.72	1689	1219	1 38
	27	600	2.6	1.16	968	771	1.25
	29	500	3.6	1.8	766	538	1.42
	31	550	1.9	1.04	808	676	1.19
Janvier 1903.	2	1100	1.9	2 09	1821	1257	1 44
	5	300	1.9	0.57	422	360	1.17
	6	850	2.8	2.3	1214	913	1.32
	7	750	3 »	2.25	1055	771	1.36
	8	500	3 »	1 5	724	535	1.35
	9	300	3.1	0.93	453	336	1.34
	10	600	3 »	1.8	931	704	1 32
	11	600	3.8	2.28	869	581	1 49
	12	850	4.7	3.9	1267	762	1.66
	13	1450	4.8	6.7	1891	1012	1.86
	14	800	4 »	3.2	1043	639	1 63
	15	350	4 1	1.4	442	275	1.60
	16	600	1.8	1.08	745	608	1.22
	17	600	3 »	1.8	745	517	1.44

Cryoscopie. — Le volume des urines est faible. La diurèse moléculaire totale est très diminuée ; le taux des chlorures est également très diminué et $\frac{\Delta}{\delta}$ très élevé, donne un *schéma continu d'insuffisance rénale.*

Epreuve du bleu de méthylène (13 janvier). — Début normal, durée prolongée, rythme continu cyclique.

Epreuve de la glycosurie phloridzique (14 janvier). — Début très retardé ; hypoglycosurie très marquée.

En résumé :

Schéma continu d'insuffisance rénale.

Bleu prolongé, à rythme continu cyclique.

Hypoglycosurie phloridzique.

CONCLUSIONS

I. L'étude de la chlorurie alimentaire provoquée de MM. Claude et Mauté, appliquée à un certain nombre de nos malades, nous a souvent fourni des renseignements précis, en accord avec l'état et l'évolution cliniques de la néphrite.

II. Elle ne permet pas cependant d'étiqueter systématiquement tous les cas observés et donne souvent aussi des résultats contradictoires. Elle n'est pas toujours réalisable, sans inconvénients et sans dangers.

III. D'ailleurs, elle est pas indispensable et l'on peut se contenter de l'étude plus pratique et tout au moins aussi exacte de la chlorurie alimentaire spontanée de M. le professeur Teissier, rapprochée, d'une part, de la $\frac{\Delta V}{P}$ et du coefficient $\frac{\Delta}{\delta}$ qui nous renseignent sur la dépuration urinaire, d'autre part, de la tension artérielle qui nous fixe sur l'activité cardiaque.

IV. Les formules dressées par les combinaisons particulières de ces trois valeurs nous ont toujours permis chez tous nos malades d'établir un pronostic rationnellement exact.

V. L'apparition de l'œdème chez les brightiques nous a paru chaque fois associée à une rétention de chlorure de sodium.

VI. Cette rétention est un phénomène complexe qu'on a fait dépendre jusqu'ici de trois facteurs : l'imperméabilité rénale, l'insuffisance circulatoire, l'action primitive des tissus.

VII. Nous pensons qu'il y a lieu de tenir compte aussi des modifications que le chlorure de sodium subit dans l'organisme en se combinant avec les albumines nouvelles ou altérées, circulant dans le plasma sanguin au cours des infections ou des intoxications.

Ces combinaisons donnant lieu à une molécule nouvelle de propriétés et de poids moléculaire particuliers, expliqueraient peut-être les conditions spéciales d'apparition de la rétention des chlorures et de l'œdème.

INDEX BIBLIOGRAPHIQUE

1. ACHARD, Diagnostic de l'insuffisance rénale (Sem. méd., 25 juillet 1900).
2. — Le mécanisme régulateur de la composition du sang (Presse méd., 11 sept. 1901, p. 133).
3. — Rétention des chlorures et pathogénie de l'œdème (Soc. méd. des hôp., 31 juillet 1903, p. 980).
4. — Sur la recherche de la rétention des chlorures, 9 octobre 1900, p. 1001.
5. — Hyperchloruration et déchloruration (Soc. méd. des hôp., 20 nov. 1903, p. 1267).
6. ACHARD et GAILLARD, Rétention locale des chlorures à la suite des injections de diverses substances (Soc. biol., 24 oct. 1903, p. 1189).
7. ACHARD et LAUBRY, Injections salines et rétention des chlorures dans certains états morbides (Soc. méd. des hôp., 25 avril 1902, p. 373).
8. — — Contribution à l'étude des crises chloruriques dans les maladies aiguës (Soc. méd. des hôp., 20 juin 1902, p. 587).
9. — — Accidents pseudo-méningitiques à la suite d'une injection saline au cours d'une pneumonie (Soc. méd. des hôp., 3 juillet 1903, p. 788).
10. ACHARD et LŒPER, Sur la rétention des chlorures dans les tissus au cours de certains états morbides (Soc. biol., 23 mars 1901, p. 346).
11. — — Etudes sur l'effet de la suppression de l'élimination rénale (Soc. de biol., 1902, p. 337; 338; 1480; 1481).
12. — — Rétention des chlorures dans les néphrites (Soc. méd. des hôp. de Paris, 9 mai 1902, p. 429).

13. Achard et Paisseau, Sur l'œdème provoqué par les injections salines chez les nourrissons athrepsiques (Soc. méd. des hôp., 3 juillet 1903, p. 791).

14. — — Chloruration et déchloruration dans l'ascite de cause cirrhotique et cardiaque (Soc. méd. des hôp., 6 nov. 1903, p. 1165).

15. — — Injection saline massive suivie de mort (Soc. méd. des hôp., 4 déc. 1903, p. 1362).

16. Arnozan, Le pronostic des albuminuries (Rapport au Congrès de Nancy, 1896).

17. Balthazard, Les applications médicales de la cryoscopie (Gaz. méd. des hôp., 4 mai 1901).

18. Barailhé, Contribution à l'étude cryoscopique des urines (th. Lyon, 1901).

19. Bard, De l'excès de perméabilité dans les néphrites épithéliales (Gaz. hebd., 27 mai 1897, p. 494).

20. Bard et Bonnet, Rech. et consid. clin. sur les différences de perm. rénale dans les diverses espèces de néph. (Arch. gén. de méd., févr., mars, avril 1898, vol. I, p. 129, 282, 464).

21. Bartels, Les maladies des reins, Paris, 1884.

22. Baylac, Composition chimique des liquides d'œdème (Soc. biol., 18 mai 1902, p. 519).

— Cryoscopie des liquides d'œdème (Soc. biol., 18 mai 1902, p. 521.

23. L. Bernard, Les fonctions du rein dans les néphrites chroniques (th. Paris, 1900; Soc. méd. des hôp., 26 janvier 1900, p. 71).

24. — La cryoscopie et ses applications cliniques (Rev. de méd., février 1902).

25. — Les syndromes fonctionnels de la pathologie rénale et l'insuffisance rénale (Arch. gén. méd., avril 1903).

26. — La perméabilité rénale dans les néphrites brightiques (Revue de médecine, nov. déc , 1903).

27. Bousquet, Recherches cryoscopiques sur le sérum sanguin (th. Paris, 1899; Soc. biol., 11 fév., 1899, p. 101).

28. BOY-TEISSIER, et ROUSLACROIX, Note sur quinze analyses de sérosités d'œdème (Soc. biol., 12 avril 1902, p. 410).

29. — — La valeur des sérosités d'œdème au point de vue biochimique (Presse méd., 27 sept. 1902 ; Soc. biol., 12 avril 1902, p. 410).

BRAULT, Article REIN. Traité de médecine, Charcot-Bouchard.

31. BURTHE, Les éliminations urinaires dans les néphrites chroniques scléreuses (th. de Paris, 1902).

32. CARRION et HALLION, Influence des injections intravasculaires de chlorure de sodium sur la constitution moléculaire de l'urine (Soc. biol., 25 juillet 1896, p. 863).

33. CASTAIGNE, Epreuve du bleu de méthylène et perméabilité rénale (th. Paris, 1900).

34. CHANOZ et LESIEUR, Contribution à l'étude cryoscopique des urines des sujets normaux (Journ. phys. et path. gén., 1902, p. 864).

35. — — Cryoscopie de quelques urines pathologiques (Journ. de phys. path. gén., 1902, p. 1087).

36. CHANTEMESSE, (Acad. de méd., 28 juillet 1903).

37. CHARRIN, Influence des maladies du foie sur le rein et les modifications de l'urine (Sem. méd , 1894, p. 73).

38. A. CHAUFFARD, Recherches de physiologie pathologique. Sur un cas d'ictère infectieux (Sem. méd., 11 août 1900, p. 213).

39. — Rapport des courbes d'urine et de poids chez les asystoliques à grands œdèmes (Soc. méd. des hôp. de de Paris, 26 juin 1903, p. 749).

40. — Déchloruration et chloruration dans un cas d'ascite cirrhotique (Soc. méd. des hôp., 13 nov, 1903, p. 1203).

COHNSTEIN, Arch. f. Phys., 1895. Bd LIX. p. 350.

41. J. COURMONT, Sur les dangers du chlorure de sodium administré aux malades en puissance d'anasarque (Lyon médical, 12 et 19 juillet 1903 ; Soc. méd. des hôp. de Lyon, 30 juin 1903).

42. CLAUDE et BALTHAZARD, La cryoscopie des urines (Paris, (Baillère), 1901.

43. — — A propos de la cryoscopie des urines (Journ. de phys. et de path. gén., 1902).

44. CLAUDE et BURTHE, les éliminations urinaires dans les néphrites scléreuses (Soc. méd. des hôp., 28 nov. 1902 ; Journal de phys. et path. gén., nov. 1902).

45. CLAUDE et MAUTÉ, la chlorurie alimentaire expérimentale dans la néphrite (Soc. méd. des hôp. de Paris, 2 mai 1902, p. 424 ; Arch. gén. de méd., 1902).

46. — La rétention des chlorures et la pathogénie des œdèmes au cours des néphrites (Soc. méd. des hôp. de Paris, 26 juin 1903, p. 767).

47. CLAUDE et MOOG, Les éliminations urinaires dans les néphrites parenchym. (Soc. méd. des hôp., 26 juin 1903 ; Journ. de phys. et path. gén, juillet 1903).

48. DELAMARE, La glycosurie phloridzique (th. Paris, 1899).

49. FRANKEL, Les fonctions rénales (Scientia, 1899).

50. HALLION et CARRION, Contribution expérimentale à la pathogénie de l'œdème (Soc. de biol., 25 février 1899, p. 156).

51. — — A propos de l'influence de la chlorurémie sur l'albuminurie. Théorie osmotique ; théorie humorale (Soc. biol., 14 nov. 1903, p. 1318).

52. V. HENRI et A. MAYER, Variations des albuminoïdes du plasma sanguin au cours du lavage du sang. Variations quantitatives, variations qualitatives (Soc. biol., 28 juin 1902, p. 824).

53. HOFFMANN, Sur l'élimination des chlorures dans les inflammations rénales (Deutsches Archiv. f. klin. Med., 1898, Bd LXI, H. 5, 6, p. 603).

54. JOUFFRAY, Nouvelles recherches sur la perméabilité rénale dans les néphrites (th. Lyon 1903).

55. LECORCHÉ et TALAMON, Traité de l'albuminurie et du mal de Bright, 1888.

56. LÉPINE, Sur le chlorure dans ses rapports avec le fonction

nement du rein (Soc. méd. des hôp., 16 mai 1902, p. 449).

57. — Sur la perméabilité rénale (Lyon médic., 1898, p. 251-573).

58. LŒPER, Le mécanisme régulateur de la composition du sang (th. Paris, 1903 (Steinheil).

59. MARIE (R.), La rétention des chlorures dans ses rapports avec l'œdème (Soc. Biol., 14 nov. 1903, p. 1321).

60. MARISCHLER, Ueber den Einfluss des Chlornatriums auf die Ausscheidung der Kranken Niere (Arch. f. Verdauungskrankheiten, 1901, Bd VII, H. 4-5, p. 332).

61. MAUTÉ, La chlorurie alimentaire expérimentale (th. Paris, 1903).

62. MEILLERE, Sur quelques cas de rétention des chlorures (Soc. Biol., 1902, p. 1135).

63. MERKLEN, La rétention du chlorure de sodium dans l'œdème cardiaque (Soc. méd. des hôp., 19 juin 1903, p. 725).

64. MERKLEN, POULIOT et HARLAY, L'hyperchlorurie et l'hypochlorurie chez les cardiaques (Soc. méd. des hôp., 20 nov. 1903, p. 1257).

66. MIORCEC, Étude de la perméabilité rénale (th. Lyon, 1902).

67. MOOG, Les éliminations urinaires dans les néphrites subaiguës, dites parenchymateuses (th. de Paris, 1903).

68. MULON, Applications médicales de la cryoscopie (th. de Paris, 1901).

69. OLMER et AUDIBERT, De la rétention des chlorures dans l'ascite (Marseille méd., 1er oct. 1903, p. 591 ; Soc. méd. des hôp., 17 déc. 1903, p. 1450).

70. POTAIN, La pression artérielle de l'homme à l'état normal et pathologique. Paris, 1902.

71. PUGLIESE, Influence du chlorure de sodium sur le contenu en eau des organes chez les animaux à jeun (Archiv. Ital. de Biol., 1901, p. 129).

72. REICHEL, Zur Frage der Œdems bei Nephritis (Centralbl. für inn. Med., octobre 1898).

73. RICHTER (P. Fr.) et W. ROTH, Experimentelle Beiträge zur

Frage der Nieren in sufficienz (Berl. klin. Wochensch., 1899, n°s 30, 31).

74. Rosenstein, Traité pratique des maladies du rein, 1874.

75. Strauss (H.), Die Harnkryoscopie in der Diagnostick doppelseitiger Nierenerkrankungen (Zeitschr. f. klin. Medicin, 1902, Bd 47, p. 337).

76. — — Therap. der Gegenwart., mai 1903.

77. Talamon, Le pronostic des albuminuries (Rapp. au Congrès de Nancy, 1896).

78. Teissier (J.), Les albuminuries curables. Paris, 1900 (Baillère).

79. — Valeur séméiologique et pronostique de la chlorurie alimentaire dans les néphrites (Soc. méd. des hôp. de Lyon, 24 nov. 1903; Lyon médical, 20 décembre 1903).

80. Théaulon, Les conditions pathogéniques de l'œdème et sa physiologie pathologique (th. de Lyon, 1896).

81. Vaquez, Remarques sur les méthodes propres à apprécier l'état des fonctions du rein (Soc. méd. des hôp., fév. 1900).

82. Vaquez et Laubry, Le régime hypochloruré chez les cardiaques (Soc. méd. des hôp., 13 nov. 1903, p. 1220).

83. Widal (F.), Les fonctions rénales dans les états urémiques (Soc. méd. des hôp., 2 fév. 1900, p. 114).

84. — Modifications de la perméabilité rénale chez un même sujet (Soc. méd. des hôp., 30 mars 1900, p. 409).

85. — La rétention rénale des chlorures et la pathogénie de l'œdème brightique La cure de déchloruration (Soc. méd. des hôp. de Paris, 31 juillet 1903, p. 990).

86. Widal, Froin et Digne, La chloruration et le régime déchloruré chez les cardiaques (Soc. méd. des hôp., 13 nov., 1903, p. 1208.

87. Widal et Javal, La cure de déchloruration. Son action sur l'œdème, l'hydratation et sur l'albuminurie à certaines périodes de la néphrite épithéliale (Soc. méd. des hôp. de Paris, 26 juin 1903, p. 733).

88. WIDAL et JAVAL, Les variations de la perméabilité du rein pour le chlorure de sodium au cours du mal de Bright (Soc. Biol., 5 déc. 1903, p. 1532).

89. — — La chlorurémie et la cure de déchloruration dans le mal de Bright (Journ. Phys. Path. gén., nov 1903, p. 1107, 1123).

90. WIDAL et LEMIERRE, Pathogénie de certains œdèmes brightiques. Action du chlorure de sodium ingéré (Soc. méd. des hôp. de Paris, 12 juin 1903, p. 678 ; 3 juillet 1903, p. 785).

91. WIDAL et LESNÉ, Perméabilité rénale et cryoscopie du sérum sanguin dans les néphrites parenchymateuses expérimentales (Congrès de Paris 1900. Voir Presse méd., 21 août 1900, p. 107).

92. — — Applications cliniques de la cryoscopie (*In* Traité de Path. gén. de Bouchard, t. VI, p. 686).

93. WINTER (I.), Du rôle des chlorures et des plasmas dans l'organisme (Soc. Biol. 1896 ; Archiv. Phys., avril 1896, p. 692).

TABLE DES MATIÈRES

Lyon. — Imprimerie A. Rey, 4, rue Gentil — 31898

www.ingramcontent.com/pod-product-compliance
Ingram Content Group UK Ltd.
Pitfield, Milton Keynes, MK11 3LW, UK
UKHW031858260826
14628UKWH00002B/839

9 782329 114118